读客® 家庭健康必备书

实用，有效，安全

战胜糖尿病我也是医生

糖尿病患者自我防治权威指导书

赵海彬 李晓宁 著

SPM
南方出版传媒
广东科技出版社
·广州·

图书在版编目（CIP）数据

战胜糖尿病 我也是医生 / 赵海彬，李晓宁著．—
广州：广东科技出版社，2015.7

ISBN 978-7-5359-6149-5

Ⅰ．①战… Ⅱ．①赵… ②李… Ⅲ．①糖尿病—治疗
Ⅳ．① R587.105

中国版本图书馆 CIP 数据核字 (2015) 第 122051 号

战胜糖尿病 我也是医生
Zhansheng Tangniaobing Woyeshi Yisheng

责任编辑：黎青青
特约编辑：读客朱华怡 汪建
封面设计：读客陈艳丽
责任校对：谭曦 罗美玲
责任印制：罗华之
出版发行：广东科技出版社
（广州市环市东路水荫路 11 号 邮政编码：510075）
http://www.gdstp.com.cn
E-mail: gdkjyxb@gdstp.com.cn（营销中心）
E-mail: gdkjzbb@gdstp.com.cn（总编办）
经 销：广东新华发行集团股份有限公司
印 刷：北京正合鼎业印刷技术有限公司
（北京市大兴区黄村镇后辛庄村村委会东 600 米 邮政编码：102612）
规 格：680mm × 990mm 1/16 印张 14.25 字数 300 千
版 次：2015 年 7 月第 1 版
2015 年 7 月第 1 次印刷
定 价：32.00 元
如有印刷、装订质量问题，请致电 010-85866447（免费更换，邮寄到付）

前言

战胜糖尿病，你要做自己的医生

“糖尿病”并不是一个陌生的字眼，它在我们脑海中已经存在数十年了；但“糖尿病”却并不为我们熟知，因为它一直作为富贵病而被多数国人忽视了。

“糖尿病”是一个舶来品，曾经在很长一段时间内只作为一个新奇的外来名词为人懵懂而记，直到很多年后才知道，它与老祖宗创立的中医体系里所谓的“消渴”“热中”等等，其实是如假包换的一类病症。认知上的欠缺、时代的影响以及意识的单薄等等，导致我们对糖尿病过于疏忽大意了，导致的结果就是糖尿病几乎在无声无息之中就成为亿万民众挥之不去的阴影，中国几乎在一夜之间成了并不光荣的“糖尿病大国”。

数据往往最具说服力：上个世纪80年代，中国糖尿病患者人数仅占国人总数的0.67%，而到本世纪第一个十年结束，这一数字已经飙升到11.6%，超过同期的美国。更加令人忧心忡忡的是，我国的成年人中，糖尿病前期的患病率高达50.1%，意味着超过一半的成年人口正在滑向糖尿病的深渊。

何以出现如此“翻天覆地”的巨变呢？

简而言之，我们对于糖尿病过于无知，从而陷入误区，犯了错误。例如肥胖，人们多将之于体型美丑联系起来，并不知道它是糖尿病的主要诱因之一；例如症状，很多人对于“三多一少”（多饮、多食、多尿、消瘦）视而不见，自我防范意识明显不够；例如治疗，或心存侥幸，或自以为是，导致病情得不到有效控制……如此等等，不一而足。

当前，糖尿病依然是一个难以治愈的终身性疾病，它的可怕之处在于各式各样的并发症。从这一点看，治疗糖尿病重在预防，一方面是预防糖尿病的发生，一方面是预防并发症的出现。因此，我们不仅要对糖尿病的相关历史、症状等有所了解，而且须对并发症的种类、病源等了然于胸。与此同时，将无数糖尿病患者和专家通过实践检验过的预防措施落到实处——饮食、运动、心理等等，一个也不能少。

常言道，久病成医。当然，不是每个人都会成为糖尿病专家，但是秉承着“健康第一”的理念，又鉴于当前糖尿病大有爆发之势的现状，现实给人提出了一个不算苛刻的要求——每个人都必须对糖尿病有所了解，若是已经身患糖尿病，唯有成为自己的专家，才能真正有备无患。只有这样，我们才能战胜糖尿病，尽管当前无法消灭它。

值得庆幸的是，糖尿病远非绝症，它在一定程度上是可控的，这就给每一位糖尿病患者带来了希望。自己做自己的专家，自己做自己的医生，并非是一种矛盾的奢望。实际上，永远以积极乐观的心态去拓展自己和身外的世界，才能真正拥有自己的世界，诚如诺贝尔文学奖得主、芬兰作家西兰帕所说：“所有胜利之第一条件，是要战胜自己。”战胜了自己，就没有失败可言。

战胜了自己，就战胜了糖尿病；战胜糖尿病，你首先要成为自己的医生。

目 录

第一章 认识糖尿病

战胜它之前，先真正认识它。

第二章 肥胖，很危险

肥胖是健康的第一大敌，更是糖尿病的主要诱因。

第三章 科学确诊糖尿病

血糖高就是糖尿病吗？不一定，你需要更科学的诊断。

第四章 无知，更可怕

糖尿病是个“无知病”，糖尿病患者的不幸大多来自无知。

第五章 只降糖，不治病

聊一聊那些只降糖、不治病，却伴随一生的糖尿病用药。

第六章 中医治疗糖尿病

治疗糖尿病，西医并不是唯一的选择，中医同样卓有成效。

第七章 可怕的并发症

只要预防好并发症，糖尿病患者和正常人就没什么不一样。

第八章 糖尿病急症

糖尿病急症的突然到来，总是伴随着疏忽大意和感觉良好。

第九章 管住嘴

食物可能带来健康，也可能带来灾祸。战胜糖尿病，从管住嘴开始。

第十章 迈开腿

迈开腿不难，做到适度、规律就很不简单。

第十一章　大家一起来抗糖

请每一位糖友相信，你永远不是一个人在战斗。

附录

| 第一章 |

认识糖尿病

你了解糖尿病吗？

如果你认为糖尿病是中老年人的专利，那么你就错了。

如果你觉得糖尿病与青年人毫无瓜葛，那么你又错了。

糖尿病患者之间常互称“糖友”，你知道为什么吗？

一旦得了糖尿病，你知道如何才能与之和平共处吗？

……

既然我们对糖尿病几乎一无所知，那就从现在开始，与糖尿病专家及糖友们聊一聊它吧。

-1-

我们生活在一个“糖尿病大国”

中国是一个“大国”：国土大国、海洋大国、资源大国。这些“大国”称号体现的都是赞誉，带给人以自豪。然而，我们还有一个“大国”的称号实在令人沮丧和深思，那就是“糖尿病大国”。

冰冻三尺，非一日之寒。“糖尿病大国”并非一朝一夕之间形成的。20世纪80年代，中国的糖尿病患病人群只占国人总数的0.67%。到2010年，一个流行病学调查显示，中国的糖尿病患病率已经高达11.6%，甚至比此前高居榜首的美国还高出0.3个百分点。然而更可怕的是，统计表明20岁以上的成年人当中，糖尿病前期的患病率高达50.1%。这就意味着，10个成年人中有5个人已经徘徊在糖尿病的边缘上。

专家观点▼

糖尿病是一个非常独特的慢性疾病，将伴随你的一生，它就像人的婚姻，既可怕又可爱。它的独特之处在于它的治疗不需要多么高深的医学技术的干预，但却需要患者时时刻刻地警觉。所以，你最好变成你自己的医生。

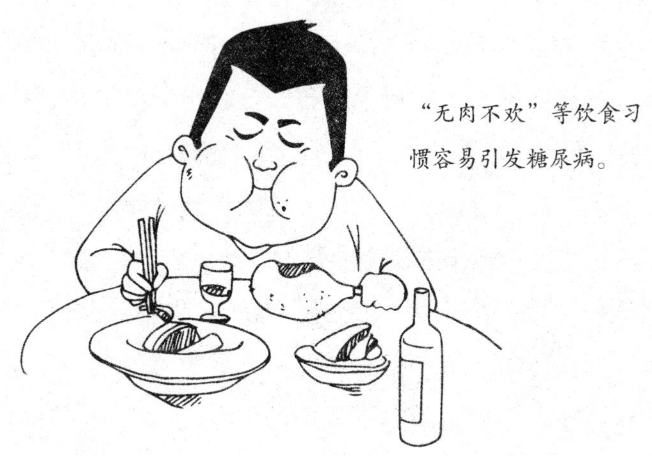

“无肉不欢”等饮食习惯容易引发糖尿病。

中国人的糖尿病之所以出现爆发式上升，一个重要的原因就是过去三十年来，人们的生活水平迅速得到改善和提高。糖尿病是一组以高血糖为特征的代谢性疾病，胰岛素分泌缺陷或者其生物作用受损就会导致高血糖，进而引发糖尿病。国内外专家都在研究的基础上证实，糖尿病与生活方式息息相关，例如肉类、奶酪等酸性饮食就与患2型糖尿病即成人糖尿病存在关联。此外，“无肉不欢”的饮食习惯对于糖尿病也是弊大于利。

令人叹息的是，我们现在却不得不接受糖尿病潜在患者比感冒患者还多的可怕事实。

精彩对话

“糖尿病患者之间为什么互称糖友呢？”

“我们都经历了糖尿病这个长短不一的病程，由过去素不相识到互相认识走到一起，于是便成了朋友；从另外一个角度讲，虽然得了糖尿病，但是我们要与糖尿病结为朋友，因为只有与糖尿病和睦相处，才有治疗和预防糖尿病并发症的可能性。”

网上流行着这样一幅漫画：被描绘成鲨鱼的糖尿病，正张牙舞爪地扑向一个少不更事的孩子。孩子惊慌失措，一边逃跑一边哭喊："滚开，我还是小孩子！"然而糖尿病却充耳不闻，继续毫无怜悯地追赶，凶神恶煞一般……这幅漫画反映了一个不争的事实：糖尿病正呈现年轻化的趋势，并大有愈演愈烈之势。

种种数据都表明，我国的糖尿病人群结构正在发生急剧的变化。简而言之，如今糖尿病已经不是中老年人的专利了，糖尿病正在年轻化。年轻化的结果就是很多年轻的孩子，包括十五六岁尚在读书的青少年开始以糖尿病患者的身份进入公众的视野。有人为此无奈地叹息：年纪轻轻的就得了糖尿病，连找对象都费劲了！

糖友如是说▼

我有一个同事，他本身就是2型糖尿病。他自己不太注意，结果他的儿子才16岁就已经确诊是糖尿病，你说可怕吗？

实际上，全球范围内的民众都遭受着糖尿病的困扰。远在大洋彼岸的美国，作为世界上最为发达的国家，糖尿病发病率同样居高不下，目前有2600多万糖尿病患者。

那么，中国到底有多少糖尿病患者呢？其实这不难统计，在中国，糖尿病患者已经过亿，准确的数字是1.16亿！

这实在不是一个值得骄傲的数字，"糖尿病大国"的头衔是无比沉重的，这就是我们当前面临的现状。

-2-

糖尿病不是现代人的专利

糖尿病看似是在最近几十年才闯进我们生活的，然而它并不是一个新生儿，它已经在人类历史上存在数千年，几乎跟人类的历史一样悠久。在东西方文明中，关于糖尿病的记载屡见不鲜。

专家观点 ▼

糖尿病不是现代人的专利，它有悠久的历史。

成书于公元前700年前后、春秋战国时期的《黄帝内经》中记载说："此人必数食甘美而多肥也，肥者令人内热，甘者令人中满，故其气上溢，转为消渴。"中医称糖尿病为消渴病的说法，就是从《黄帝内经》来的。当然，我们的古人除了"消渴病"一说，还称糖尿病为"热中""消中"等。

到了秦汉时期，关于糖尿病的记载持续增加。例如张仲景在他的医学著作《金匮要略》中说："男子消渴，小便反多，以饮一斗，小便一斗，肾气丸主之。"又说："渴欲饮者，口干舌燥者，白虎加人参汤主之。"这已是相对成熟的治疗方案。

隋唐时期，巢元方在《诸病源候论》中，不仅把握了糖尿病的主症、病因、病机，而且真实记录了因为糖尿病而引起的疖肿和糖尿病肾病的案例。

宋元明清期间，关于糖尿病的记载有增无减，针对糖尿病的成因、病理、诊断、治疗等，都提出了一系列见解及疗法……

在两千多年的历史长河中，身患糖尿病的不计其数，不乏赫赫有名的人物。根据史书记载，汉武帝、隋炀帝、韩愈、苏东坡等大名鼎鼎的人物，都是糖尿病患者。

这里有一个小故事可以分享一下：

据传汉武帝患了糖尿病后，按照御医所开的处方服用肾气丸，可惜天不遂人愿，用药不但无效，反而加重病情，服用其他药石也是毫无效果。御医们为此束手无策，焦头烂额，不知如何是好。后来，西域匈奴王得知此事，便特派使者奏表，献上塞外吐蕃用来治疗糖尿病的秘传验方。当时，汉武帝四处求药无果，只好抱着试一试的心态服用，不想时隔不久病情竟然有了起色，经过半年时间的治疗，汉武帝的糖尿病终于完全控制住了。汉武帝龙颜大悦，传出圣旨，免去匈奴年贡，并赠送匈奴王许多珍珠玛瑙作为酬谢。后来，汉武帝还命人将药方列入宫廷医案记载，雕刻石版碑文于御花园内，以为传承。如今，这份秘传验方已经公开，并被现代专家验证，对治疗晚期下消型肾气虚的糖尿病确有很好的效果。

专家观点

糖尿病实际上是一个西方医学词。患者小便溅出来以后引来蚂蚁爬，于是发现尿里面有糖分，糖尿病的称呼由此而来。

与中国古代相比，外国关于糖尿病的记载也不少。

一座被专家确认为公元前1550年的埃及贵族的墓葬群中，发掘了一批文物，其中一份莎草纸古抄本中记载了多种疾病，其中一种病的病症为多尿，描述得极为详尽。根据现代糖尿病的临床对比后确定，它是古埃及人对于糖尿病的描述，这也成为迄今为止人类历史上关于糖尿病的最早文字。

公元5—6世纪，两位印度医生发现有些患者的尿液有黏稠感，对蚂蚁具有非比寻常的吸引力，随后发现患者的尿液具有甜味，这是糖尿病患者的典型症状之一。

17世纪，英格兰人进一步发现，糖尿病患者的血清如同尿液一样含有糖分，以此肯定糖尿病是一种全身性疾病。

到18世纪，Diabetes Mellitus开始作为糖尿病的专有名词而被广泛使用。也是在18世纪，英格兰一位医生发现，胰腺损伤会引发糖尿病。

19世纪中叶，法国医生克劳德·伯纳德在糖尿病和代谢领域有诸多重大发现，其中有一点是，人的中枢神经具有调节血糖的作用，一旦延髓受到损伤，就会导致糖尿病。

此后，又经过数十年、数位专业人士的研究和发现，最终由比利时医生梅尔在20世纪初将由胰岛分泌的具有降糖作用的物质命名为胰岛素，为人类控制糖尿病开辟了新的时代。

经过数千年的演变和发展，人类终于真正地、全面地认识了糖尿病这个挥之不去的敌人。糖尿病的历史就是人类不断了解自然的佐证，更是人类认识自我、战胜自我的历程。了解了糖尿病的历史，从某种程度上也就是了解了人类自己。

-3-

糖尿病为什么如此高发

俗话说，事出总有因，有因才有果，世间万事万物无不如此，糖尿病也概莫能外。糖尿病如此高发，深层次的原因值得我们探究和思考。

一、营养过剩的烦恼

国人一直将糖尿病称作富贵病，在过往的历史中，穷人和普通人家是鲜见糖尿病的，患糖尿病的多是富贵人家，或者生活水平较高的人。20世纪70年代，曾有媒体宣传，认为糖尿病是资本主义的腐朽病，社会主义的人民是不会得的。其实这是一种认知上的偏差。以中国为例，新中国成立前百余年战乱不断，新中国成立后数十年艰苦奋斗，人民生活水平一直不高，对于很大一部分人来说，填饱肚子都是一种奢望，遑论大鱼大肉了。

自改革开放之后，经济发展欣欣向荣，生活水平蒸蒸日上，于是习惯了消化吸收粗纤维素食的身体，一时之间难以接受铺天盖地一般的高营养、高脂肪、高蛋白食物。于是多余的热量变成脂肪储存起来，日积月累，超过胰岛细胞承受的范围后，糖尿病便出现了。这是营养过剩引发的烦恼。

《糖尿病之友》杂志曾经刊登过一个故事：一个人曾在美国留学，与自己的教授结下了深厚的友谊。教授家境富足，有一次坚持要请自己的学生吃午饭，便引着他去了一家豪华的五星级餐厅。出乎意料的是，教授点的都是素菜，一点儿荤腥都不见。教授指着一碗汤和两片面包告诉他：这些足够你身体四个小时的热量消耗了。

这个小故事告诉我们一个事实——在美国这样的发达国家，越是富裕的人越是在意自己的健康，他们的饮食正日趋科学性，而这一点正是我们国人欠缺的。

当然，在美国也有很大一部分人反其道而行之，营养过剩的烦恼同样困扰着他们。在美国遍布各州的麦当劳、肯德基等快餐店里，大多能见到大腹便便的胖子。众所皆知，快餐店里多是高脂肪、高热量的食品。不论白人黑人、富人穷人、成人儿童、蓝领白领，都有在快餐店逗留的习惯，由此导致一部分人群营养严重过剩，体型偏胖也就不足为怪了。

美食的吸引力并不仅仅局限于快餐，随着轻工业的发展，零食的流行也在一定程度上加剧了这种状况。诱人的口感，丰富的选择，无时无刻不在勾引人的食欲，让人欲罢不能，无论是美国这样的发达国家，还是中国这样的发展中国家，状况大同小异。

专家观点▼

孩子5岁以前的生活习惯决定他长大以后的生活习惯。所以我告诉我的家人，孩子5岁之前任何人不准给他喝任何带甜味的饮料，同时不准带他去快餐店。

二、让人无奈而又期待的遗传基因

随着科学技术的快速发展，人们逐步意识到，糖尿病具有某种明显的遗传性，其中以2型糖尿病最为常见。家系研究结果表明，有糖尿病家族史的人群，糖尿病患病率显著高于无家族史的人群；父母如果患糖尿病，子女患糖尿病的概率就比普通人高出近20倍。鉴于基因研究的滞后，糖尿病的遗传性颇让人无可奈何。

已知的糖尿病有1型、2型、特异型和妊娠糖尿病四个大类。专家研究也已证实，每种类型的糖尿病都与某个特定基因或者多个基因相关，遗传特点完全符合孟德尔遗传规律。正因为如此，糖尿病易感基因的鉴定研究成为业内最具挑战性同时也最有前瞻性的研究热点。当前，2型糖尿病占到所有糖尿病的九成之多，因此2型糖尿病的基因研究可谓如火如荼。

专家观点▼

美国的印第安人、黑人、印度裔以及亚裔，患糖尿病的概率略高于白人，这可能跟人种有关系。

三、不同城市的饮食和生活习惯

有人注意到，糖尿病与城市具有某种似有若无的关系。譬如，某些城市发病率较高，某些城市发病率相对较低。有的城市爱吃甜食，甜味小吃比比皆是，吃东西时用糖就着吃的现象屡见不鲜。“老甜老甜了，排骨里头都是甜的。”有人如此评价。这般看来，其糖尿病发病率高似乎也情有可原。

某些城市并不嗜好甜食，但发病率甚至高于嗜好甜食的城市，这又该如何解释呢？

其实，抛开遗传因素的影响，决定糖尿病发病率的关键还是饮食习惯和生活习惯。有的人碳水化合物的摄入量特别高，主要表现在面食方面，人虽然长得壮实了，但也不得不面临着糖尿病的侵袭。某些城市作为中国最早富裕起来的城市之一，由于饮食结构的改变导致营养过剩，糖尿病发病率因此居高不下。归根结底，饮食习惯和生活习惯是部分城市发病率偏高的主要原因所在。

据相关数据显示，我国城市成年人糖尿病发病率已高达9.7%，而且正有愈演愈烈之势。在了解了糖尿病高发的原因之后，唯有合理饮食、增强运动，才能将糖尿病隐患降到最低程度。

-4-

糖尿病中的“糖”究竟是什么糖

日常生活中，每每说到“糖”，我们往往将之与“甜”联系起来，然后在脑海中浮现出一幅幅幸福的画面。的确，小时候吃上一块糖，是多么幸福的事情，糖带给过我们多少愉悦和美好啊！但是，此“糖”非彼“糖”。此处，我们主要是聊糖尿病的“糖”。

糖到底是什么物质?

我们都知道，人体有三大营养物质：糖类、蛋白质和脂类。糖类可分为单糖、二糖和多糖，也可分为还原糖和非还原糖。糖类又称碳水化合物，主要包括葡萄糖、果糖、半乳糖、乳糖、蔗糖、麦芽糖、淀粉和糖原等等。其中，乳糖、蔗糖、麦芽糖等属双糖，面条、面包、米饭、馒头等食物中所含的淀粉属多糖。除了葡萄糖、果糖和半乳糖可被人体直接吸收，其余都须在体内转化为以葡萄糖为主的单糖后方能被吸收利用。

糖的主要功能是为人体提供热能，人体所需能量70%左右是由糖提供的。除此之外，糖还是构成人体组织和保护肝脏功能的重要物质。我们通常所说的糖，其实是指营养中的葡萄糖，人体中不能没有葡萄糖，没有葡萄糖人就没有任何动力。但是，人体血液中糖分的增加，并不等于器官对葡萄糖吸收能力增加了。

常有人错误地认为，糖尿病就是身体器官缺糖了，于是便问："这么说我是吃少了，我本来是不吃糖的，那我现在是不是要吃糖？"或者有人认为，糖尿病是因为吃糖过多的缘故。他们简单地把糖尿病中的"糖"和日常生活中吃的糖画了等号。糖尿病中讲的是葡萄糖，不是我们生活中吃的糖，所有碳水化合物都会转化成葡萄糖。

专家观点▼

广义上说的糖是指葡萄糖，和我们生活中的糖完全是两样东西。

前面我们提过，碳水化合物即糖类，而玉米、大麦、高粱等谷物是碳水化合物的主要食物来源。因此，吃糖多少与糖尿病发病率并无绝对的比例关系。

我们日常所吃的食物几乎都含有某种形式的糖。例如，蜂蜜中几乎都是果糖、葡萄糖，水果也是如此，番薯、洋葱等蔬菜同样含有这些糖分；巧克力的含糖量为54%，葡萄干的含糖量是64%，枣的含糖量更是高达78%。葡萄糖、果糖无须转化便能直接进入人体血液，例如橘子汁中含的糖只需3～4分钟就可进入血液并为人体提供能量。

葡萄糖并非糖尿病的罪魁祸首，根本原因在于葡萄糖升高以致"糖化"各种组织蛋白，才最终导致糖尿病各种并发症。换言之，即使摄入以各种食物为载体的单糖、双糖或多糖，只要胰岛功能正常，能够分泌足够的胰岛素，它们都能被胰岛素代谢而使血糖保持正常，也就不会出现所谓的糖尿病了。

当然，糖的摄入对糖尿病发病有一定的间接影响，适当控制糖的摄入可以降低肥胖的可能，而肥胖是引起糖尿病的一个重要因素。

当前，无论是否患糖尿病，人们普遍有“恐糖症”，尤其是糖尿病患者。对此，国外专家曾经做过一个实验。科学家把糖尿病患者分成两组，第一组摄入无蔗糖的饮食，第二组用蔗糖代替部分淀粉，饮食热量与第一组相同。结果显示，两组的血糖值相同。实验同时证明，如果在原有热量的基础上再加蔗糖，血糖值就会升高。由此可见，控制血糖的关键是控制摄入的热量总量，至于是摄入蔗糖（双糖）还是淀粉（多糖），两者并无区别。因此，“恐糖症”并无科学根据，“谈糖色变”大可不必。

精彩对话▼

“我已经十年没吃过主食了，为什么血糖还这么高？我从来都不吃糖，为什么还会得糖尿病？”

“即便不吃主食不吃糖，人体内也会产生糖分。决定糖尿病发病与否的不是吃了什么，而是胰岛功能是否正常。”

-5-

你属于糖尿病的高发人群吗

有这样一群人，他们与糖尿病有着割舍不断的“亲密关系”，当他们意识到这一问题的时候，糖尿病已经如影随形一般“不离不弃”。对于他们，我们通常称之为糖尿病的高发人群。

因此，我们对于糖尿病的高发人群必须有一个清晰的认识，只有清醒地了解哪些人最易患糖尿病，才不会盲目自信，才能用心去了解糖尿病，才能有意识地降低糖尿病的发病率。

一、有家族病史者

国内外医学专家经过研究，得出一个共同的结论：无论是1型糖尿病还是2型糖尿病，都与遗传因素有着千丝万缕的关系。很多研究结果都指出，糖尿病与遗传因素有关的证据，最具代表性的就是成年患糖尿病者与遗传因素间的关系尤为密切。例如，如果父母中有人有糖尿病史，子女发生糖尿病的概率明显高于常人，并且随着年龄的增长发病率明显增加。

另有一个佐证也可从侧面证明这一点。专家在对同卵孪生子进行研究时发现，如果其中一人患上糖尿病，另一人患糖尿病的可能性极大。研究数据表明，5年之内同卵孪生子先后患糖尿病的发生率，幼年是50%，成年超过90%。之所以出现这一状况，是因为同卵孪生子具有同样的遗传因素。

有一位糖友更是现身说法。他说，自己患糖尿病其实早有征兆。患病前，每次出差其母就会托他购买消渴丸，当时消渴丸是市场上非常紧俏的药物。当时他并不明白母亲的用意，直到很多年后才意识到母亲其实是位糖尿病患者。随着年纪的增长，他自己也迈入了糖友的行列。

专家观点▼

糖尿病跟吃荤吃素并没有绝对的关系，有的僧人同样也有糖尿病。

二、肥胖者

糖尿病与遗传的紧密关系是显而易见的，然而并不是所有有糖尿病家族史的人最后都会成为糖友，糖尿病的发生还有其他诱因，例如肥胖。

肥胖是诱发2型糖尿病最危险的因素之一。据统计，长期肥胖人群糖尿病的患病率是普通人群的4倍多，而2型糖尿病患者中80%都是肥胖者，并且肥胖的时间越长患糖尿病的概率越高。此外，腹部型肥胖者相比较臀部型肥胖者患糖尿病的危险性大大提高，换言之，糖尿病的发病率与腰围/臀围的比值成正比关系。

那么，肥胖的人为什么容易患糖尿病呢?

肥胖者体内存在一种特殊的病理状态，我们通常叫称之为胰岛素抵抗。作为人体内最主要的降血糖激素，胰岛素的作用不可或缺。人进食后，糖分进入血液并通过血液循环运往全身各处，胰岛素的作用就是帮助血糖进入人体细胞并被吸收利用，同时将血液中的葡萄糖水平维持在一定的合理范围内。

然而，肥胖者体内的葡萄糖转运机制容易出现问题，导致人体细胞对胰岛素的作用产生抵抗，使得血液中的葡萄糖难以进入细胞内。为了克服胰岛素抵抗，胰腺会大量合成胰岛素，但是随着时间的推移，胰腺合成胰岛素的功能逐步衰竭，最终导致胰岛素缺乏而使得血糖无法保持在正常范围，这就是糖尿病患者需要打胰岛素的缘故。

因此，节制饮食，控制体重，避免肥胖，是预防糖尿病最好的办法之一。

三、压力大者

现代医学已将糖尿病划归为身心疾病的范畴，因为不良情绪和精神因素是糖尿病的重要致病因。

压力会导致血糖升高。当人处于焦虑、紧张等应激状态时，人体会自动分泌一些应激激素，例如肾上腺素、皮质醇等，以帮助身体抗压。然而，这些应激激素多与胰岛素相抗，不仅会抑制胰岛素的分泌，而且会对抗胰岛素对肝糖释放的调节作用。换言之，应激状态会导致胰岛素抵抗，机体对胰岛素的敏感性会明显下降，血糖难以充分地分解和利用，导致血糖节节升高。

压力会引发胰岛β细胞功能障碍。现代社会工作节奏紧张，生活节奏较快，长期处于高压之下，压力引发的不良情绪容易引起胰岛β细胞功能障碍，导致胰岛素分泌不足的倾向被固定，糖尿病的发病于是不可逆转。当前社会上成功人士之所以易患糖尿病，正是因为长期、反复地遭受压力。而且有数据统计显示，男性在压力之下，患2型糖尿病的概率高出情绪稳定者一倍。中老年人易患糖尿病，紧张、焦虑、孤独等不良情绪是最主要的诱因。

抑郁影响人体正常代谢。人长期处于高压之下，心情容易陷入抑郁状态，严重者甚至患上抑郁症。数据显示，抑郁者患2型糖尿病的风险比精神状态正常者高出四成，抑郁程度与患病风险成正比关系。这是因为代谢异常引起的一碳代谢(维生素B/叶酸)受损、多不饱和脂肪酸代谢受损及低水平维生素D等，使得糖代谢受损，进而导致糖尿病。

当然，上述人群只是糖尿病高发人群的一部分，作为一种错综复杂的病症，诱因与家族遗传、精神状态、生活习惯等都有关系，还需具体问题具体分析，才能做到有的放矢。

专家观点▼

2型糖尿病高危人群包括：

1. 有糖尿病家族史；
2. 腹部肥胖、四肢消瘦者；
3. 长期精神紧张、心理压力大者；
4. 脂代谢紊乱者；
5. 反复感染病毒者；
6. 长期接触化学、放射性物质或外伤损坏胰腺者；
7. 有妊娠期糖尿病史者。

-6-

糖尿病的前期症状你知道多少

有一句英国谚语说：事情发生，必有征兆。糖尿病也是如此，患病之前必然有些症状。对于糖尿病有所了解的人都知道，“三多一少”可谓是最典型的症状。所谓“三多一少”，就是多饮、多食、多尿和消瘦，由于这些症状较为典型，因此也更易引起人们的注意。但与此同时，有些不典型的症状却容易被人忽视，以致患者失去了早检查、早治疗的先机。

那么，糖尿病的不典型症状有哪些呢?

一、容易疲劳

疲劳可能是人体最为常见的反应之一了，工作之后、劳动之余，疲劳会接踵而至。也正因为如此，人体出现疲劳症状时，人们通常都选择视而不见，或者抱着一副无所谓的心态了事。殊不知，糖尿病已在浑然不觉中潜伏了下来。

糖尿病患者之所以容易感到疲劳，一是因为患者胰岛素分泌不足，或者出现胰岛素抵抗现象，导致体内葡萄糖氧化分解利用减少，机体自然无法获得所需的能量而表现出易疲劳的一面；二是因为患者的高血糖易对植物神经造成严重损害，使得支配肌肉的神经

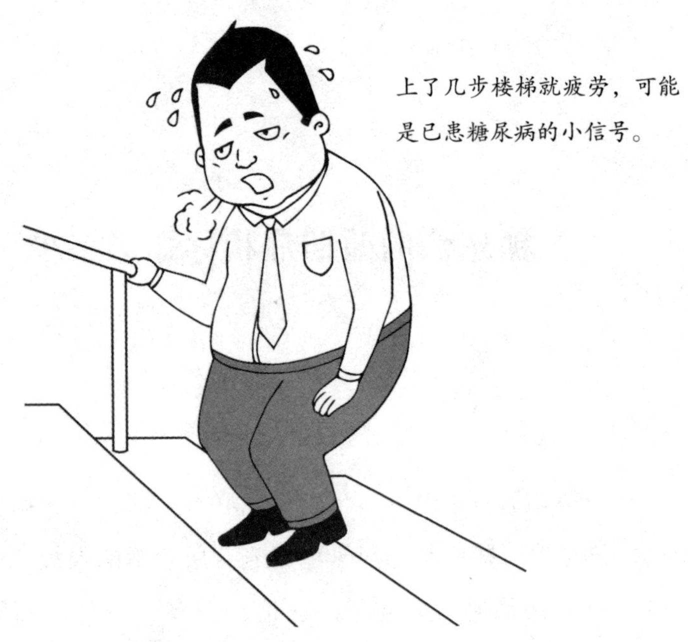

容易产生功能障碍，进而产生疲劳感；三是因为患者多尿导致脱水及电解质丢失，特别是钾离子丢失就会造成肌肉乏力，疲劳感自然愈加明显。

糖友如是说▼

早年我对待疲劳也是漠然视之，以为只是工作辛苦，累了，并未放在心上。直到八九年后的今天因为别的原因去做身体检查，才惊诧地发现自己已是糖尿病患者中的一员。

因此，如果感到全身疲乏无力，行走很短距离便觉得疲惫，或者仅仅上了几步楼梯便感到腿软，一旦出现疲惫感后往往要休息很久才能逐渐恢复元气，那么就真要注意了，或许这些正是自己已患糖尿病的信号，赶紧去做个检查吧！

二、眼部疾病

眼睛不仅是心灵的窗户，更是衡量身体健康与否的重要指标。

作为一种内分泌疾病，糖尿病似乎与眼睛风马牛不相及，任凭如何想象也扯不上多大关系。这种观点实则大谬，科学是不容置疑的。临床数据显示，糖尿病一般很少会引发急性并发症，但是慢性并发症却屡见不鲜，其中又以眼部病变最为常见。眼部病变涉及视网膜病变、白内障、波动性屈光不正、开角型青光眼、眼球运动神经麻痹、缺血性视突病变、虹膜睫状炎等等，可谓“五花八门”。

20世纪80年代，哈佛学者和牛津学者各自独立进行过一项研究，前者称为糖尿病控制与并发症（DCCT），后者称为前瞻性糖尿病研究（UKPDS）。他们研究的出发点都是如何减少并发症，实验结果却不约而同地证明了一点——糖尿病引起的眼部并发症是不可避免的。

以视网膜病变为例，由于糖尿病会引起视网膜毛细血管壁损伤，加之血液呈现高凝状态，就容易造成血栓、血瘀甚至血管破裂。视网膜病变常造成视力减退甚至失明，病情越严重，年龄越大，发病率越高。

一旦患上糖尿病，一半的患者十年左右便会出现视网膜病变，十五年后病变率高达八成。相比非糖尿病患者，糖尿病患者的失明率高出20多倍！另外，因糖尿病引起的白内障占到白内障患者总数的六成多，手术概率更是高出很多。

有一位糖友说，他是因为得了飞蚊症——瞅楼扭曲，瞅人身歪，看什么都有问题，于是赶去医院做检查，这才“偶然”发现糖尿病的。

专家观点▼

一般而言，从出现糖尿病症状到患糖尿病并发症，大概有5～8年时间，没有发现糖尿病并不表示它不存在。

三、容易饥饿

饥饿感是人们再熟悉不过的体验之一了。但是令绝大部分人意想不到的是，它也是糖尿病不典型症状之一。

糖尿病患者为何总感到饥饿？

我们都知道“多食”是糖尿病患者典型症状之一。之所以总想吃东西，原因就是身体对糖的利用不够理想，吃得再多，血糖依然难以进入人体细胞。细胞无血糖可以利用，就会刺激大脑的饥饿中枢，即使频繁进食，饱腹感仍然较弱，导致进食次数和进食量明显增多。

另外，由于糖尿病患者摄入的食物不能被人体充分吸收利用，大多随着小便一起排出体外，当身体热量来源不足，机体就会处于饥饿难忍的状态，于是便容易出现食欲亢进的现象。吃得越多，血糖越高，排出的糖越多，饥饿感就越强烈。根据数据统计，超过50%的糖尿病患者会出现多食症状，具体表现就是饭量较以前增大，或者进食量明显高于同年龄、同性别或同劳动强度的人，即使如此，依然时有饥饿感。

据一位糖友反映，她在十七八岁的时候就时常出现饥饿感，每次下班后，小伙伴们早早骑车回家，她则先要去食堂吃一口饭填填肚子，而后回家了仍然要大吃一顿，否则就会很不舒服，难以忍受那种饥饿的感觉。比这位糖友更严重的是，有些患者一旦有了饥饿感，如果不能及时进食，甚至会出现昏厥现象！

实际上，糖尿病的不典型症状远远不止上述三种，还有更多值得人们小心留意的地方。这些典型或不典型的前期症状，有时候恰是我们发现糖尿病的契机，只有早发现、早治疗，才能早点赢得健康。

–7–

做好三级预防，糖尿病就是可控的

任何疾病都是内因和外因共同作用的结果，糖尿病同样遵循这一规律。如果我们把遗传因素视为不可变因素，那么肥胖、压力等就是可变因素。从这个角度来探讨，预防糖尿病便可有的放矢。

业内普遍认为，预防糖尿病应该构筑三道“防线”，医学上称之为三级预防。只要“防线”布设、构筑得及时、合理和牢固，大部分糖尿病是可以预防的，也是能够控制的。

一级预防：树立正确的进食观，选择合理的生活方式，便可最大限度地降低糖尿病的发生率

我们都知道，生活方式和环境是影响糖尿病发病率的重要因素。热量过度摄入、身体过于肥胖、运动严重缺乏，糖尿病的发病率自然高出许多，因此，培养低糖、低脂、低盐、高维生素、高纤维的饮食习惯，是预防糖尿病的最佳选择；同时保持一定的运动量，不但可消耗人体多余的热量，而且可以增强体质，更能保持身心的愉悦，对预防糖尿病有百利而无一害。

当然，运动要讲究科学性，盲目地运动可能会适得其反。运动一定要坚持循序渐进、量力而行的原则，同时照顾个人兴趣，既易于长期坚持，又利于取得成效。

专家观点▼

早晨要吃好，中午要吃饱，晚上要吃少，这是预防糖尿病的一个重要手段。运动最好放到餐后1～2小时进行。

二级预防：定期检测血糖，以尽早发现无症状性糖尿病

血糖测定应作为常规体检项目，即便身体健康也要定期测定。一旦出现糖尿病前期症状，诸如多尿、视力不佳、白内障等等，测定血糖更是刻不容缓，早诊断才能为早期治疗争取更多的时间。

如果不幸地发现血糖偏高，一定要结合运动、饮食、药物等方法，力争将血糖控制在正常水平并长期保持下去。一般来说，空腹血糖在6.11毫摩尔/升以下，餐后2小时在9.44毫摩尔/升以下便属正常。

三级预防：加强对糖尿病的监测，以预防或延缓糖尿病慢性并发症的发生和发展

众所周知，糖尿病容易引发其他慢性并发症，部分并发症甚至会危及人的生命，可以说是人体内的一颗不定时炸弹，不知何时何地就会“爆炸”，带来一场健康的灾难。因此，对糖尿病慢性病尤其是并发症加强监测，是实现早期发现、早期诊断和早期治疗的最好办法。进入这一级预防阶段，一定要时刻保持警惕，任何时候都应小心谨慎，以防慢性并发症出现恶化。

专家观点▼

糖尿病形成过程中的可变因素包括：

1. 长期精神紧张、心理压力大；
2. 生活不规律；
3. 饮食不规律；
4. 多吃少动；
5. 腹部肥胖。

作为一种终生性疾病，糖尿病当前尚无根治办法，因此，我们应该积极行动起来，适当规范自己的生活，调节生活节奏，以科学的生活方式和积极的心态加强预防，可谓是最重要、最牢固的一条防线；如果已有糖尿病的迹象或者已是糖尿病患者，大可不必悲观绝望，积极做好二级预防、三级预防，加强对糖尿病的相关检测和监测，长期有效地加以控制，是可以达到延缓和防止糖尿病慢性并发症发生或发展这一目标的。

其实，糖尿病的预防并不复杂。如果有糖尿病家族史，那么生活作息一定要有规律；饮食的安排要小心在意，一日三餐应该科学合理；适当的运动不可缺少，持之以恒非常重要；最重要的是，应该坚持定期检查。

| 第二章 |

肥胖，很危险

肥胖，是一个危险的信号。

“我胖我有福”“胖是一种富态”等传统看法正日益遭到“胖是一种负担”“胖乃万病之源”等新观点的强烈冲击。在越来越多的人逐渐将健康视作人生第一诉求的新时期，肥胖作为负能量的存在而为人诟病。

对于徘徊在糖尿病大门前的人们来说，肥胖实在是一种令人心神不宁的存在，它是一种善意的提醒，更是一个危险的信号。

–1–

肥胖是万病之源

肥胖，如今已成为一个社会问题，给人们带来越来越多的烦恼和威胁，也引起了人们越来越多的关注和重视。在中国如此，在国外也是如此。至此，我们有必要梳理一下肥胖的概念了。

所谓肥胖，一般是指摄入的热量长期超过机体所需，多余的热量以脂肪的形式在人体内储存起来，当脂肪储存量明显超过正常人的平均量，则表现为体重增加，进而引起机体代谢、生理、生化等方面的异常变化，即为肥胖。

一、肥胖不是没有缘由的

常有人抱怨说："我喝凉水都会长肉！"又有人嫉妒说："他怎么吃也不见胖！"其实，这只能反映很少一部分人的肥胖状况。关于肥胖，原因是多方面的。

有糖友表示，他曾经视胖为一种幸福，在他看来，好吃好喝好睡才能胖得起来，结果体重一路飙升，直到102.5千克。当别人称赞他一尊富态时，他心里甚至美滋滋的。然而随着时间的推移，他觉察到走路腿儿没劲，身体渐渐出现状况，才终于意识到锻炼的重要性，却终究因为工作的关系导致锻炼时断时续，一直没有收到良好的效果。若干年后，他发现自己成了糖尿病患者中的一员。

了解引发肥胖的原因，对于我们控制体重有重要意义。那么，哪些因素会引发肥胖呢？

1. 遗传的因素。根据一份外国专家的研究报告显示，父母中有一位肥胖，子女出现肥胖的可能性将近50%；父母双方都肥胖，子女则有超过70%的可能性体重超标。另有研究证明，同卵双生儿在同一环境中生活，肥胖状况非常相似；不同环境中生活，体重差异也小于异卵双生儿。由此可以说明，一个人的体重同父母的体重密切相关，遗传因素对肥胖具有不可忽略的影响。

2. 饮食的因素。饮食不节制或者饮食结构不合理，导致热量摄入超过人体正常所需，尤其是高脂肪食物摄入太多，就会造成肥胖。脂肪进入人的血液后，一部分通过氧化作用作为能量供给身体活动所需，一部分作为细胞的组成部分也被人体正常利用，其他多余的部分便进入脂肪库储存起来。日积月累，积少成多，脂肪越来越多。一般我们建议，成人每日所需脂肪最好不超过50克，脂肪、蛋白质、糖的比例以0.7∶1∶6为佳，摄入的热量应控制在2000大卡（1大卡约等于4185.85焦耳）以内。

3. 运动的因素。长期缺少运动或运动不足，是引发肥胖的重要原因。一个成人如果正常饮食，每天一般摄入1800大卡左右的热量，如果多吃了一个汉堡（248大卡），必须跑步约半小时才不至于堆积脂肪；多喝一杯可乐（138大卡），则需跑步15分钟才能维持身体热量的平衡——遗憾的是，大部分人在热量摄入大大高于身体所需的同时，运动量却远远低于健康标准。很多运动员之所以退役后迅速“发福”，就是因为在役时养成了大量摄入、大量运动的习惯，但退役后摄入量没有多少变化，运动量却骤减。

4. 微量元素的因素。人体健康运转，需要大量的微量元素，包括铁、碘、锌、铬、硒等数十种。虽然它们只占人体重量的极微部分，但是作用无可替代。微量元素具有高度的生物活性，参与人体中各化学反应，贯穿蛋白质、脂肪、糖的正常代谢过程。例如，铬与脂肪代谢关系密切，铬缺乏会导致部分代谢发生障碍、血脂增高、动脉硬化、体型肥胖；碘缺乏会导致甲状腺功能减退，基础代谢降低，从而导致肥胖。

此外，代谢因素、年龄因素、性别因素、职业因素、精神因素、内分泌因素等，都与肥胖有着千丝万缕的关系。

专家观点▼

肥胖的原因：

1. 与家族遗传有关；
2. 基础代谢率降低；
3. 生活饮食习惯的改变；
4. 大运动量后突然停止；
5. 没有科学的运动习惯。

二、从中医角度看肥胖

西医认为，人体摄入的脂肪储藏到肝脏上就是脂肪肝，储藏到皮下就是皮下脂肪，积少成多，人就胖了起来。

中医理论体系形成于《黄帝内经》，讲究“有诸形于内，必形于外”。中医认为，任何疾病及其状况，都与人体内脏腑功能失调有直接关系，包括肝、脾、肺、肾等，并通过这些人体脏腑、器官和组织表现出来。如肝郁，中医讲肝脏主调达，肝脏调达功能不行了，人就会郁结，郁结后身体就会发胖。再如肺脏和肾脏主要跟水液代谢有关系，水液代谢不掉的营养物质就成了病理产物，病理产物蓄积在体内，时间久了就会导致身体发胖。因此，肥胖只是眼睛所见的表面现象，实际上是脏腑功能失调的结果。

中医还认为，一个人气滞血瘀时，就会造成经络堵塞，从而导致脏腑功能紊乱。如此一来，体内的垃圾代谢不出去，沉积在血管壁便是高血脂，沉积在肝脏便是脂肪肝，而沉积在皮肤表面就是赘肉。高血脂、脂肪肝、赘肉都是无用的，只会给身体造成负担，只有及时将其清走，五脏功能得到有益调节，人的身体状况才能得到改善。

中医治病并非治症，而是讲究调节整个身体。身体调节顺畅了，体内的血脉通畅了，对人体无用的或有害的东西自然会消除，这样才能从根本上改善和解决肥胖问题。

精彩对话▼

"中医上如何理解肥胖呢？"

"有诸形于内，必形于外。胖只是一个表面现象，实际上跟脏腑功能失调有很直接的关系。"

那么，肥胖跟糖尿病到底有什么样的关系呢？为什么肥胖者更容易患糖尿病？我们将在下一节中为您详细讲述。

–2–

为什么肥胖者更容易患糖尿病

相当一部分糖尿病患者发现，自己在确诊患病之前，体重一直居高不下，似乎肥胖成了引发糖尿病的罪魁祸首。

糖友如是说▼

我读博士的时候比较辛苦，一个礼拜有三个晚上不睡觉都不觉得累。工作了之后，尤其当体重上去之后，稍微多干一点活儿我就会感到累，于是经常来点碳酸饮料提神。碳酸饮料能在极短的时间内让我兴奋起来，得以继续工作，但是长期喝便容易发胖，而且越来越胖，同时把我的胰脏β细胞损伤了。

痛定思痛，我们应该如何正确解读肥胖与糖尿病之间的关系？为什么肥胖者更容易患糖尿病？

肥胖的原因多种多样，总而言之，大体不外乎由于现代化的生活方式及滞后的健康意识，导致高脂肪、高蛋白、高热量及低纤维素食物大量摄入，引发超重和肥胖。

纵观糖尿病的形成，人体一旦出现高血糖和高血脂，糖尿病尤其是2型糖尿病的发病率便迅速上升。根据数据显示，2型糖尿病患者中有八成是肥胖者。从营养学角度来说，当我们吃下太多食物，胰岛功能负荷不了，部分食物消耗代谢不掉，营养物质就会堆积在身体内，于是脂肪多了，蛋白质多了，血糖高了，血脂高了……

人的身体内有一种物质叫胰岛素，它是人体最主要的降血糖激素。人在进食后，糖分进入血液，通过血液循环运往全身各个地方。胰岛素的作用就是帮助血糖进入细胞，从而被人体顺利利用。同时，胰岛素将血液中的葡萄糖水平维持在合理范围内。换言之，一旦胰岛素分泌出现问题，糖尿病便闻风而至。

不幸的是，肥胖者的体内容易出现一种叫胰岛素抵抗的现象，意即肥胖者的细胞尤其是脂肪细胞，开始对胰岛素不敏感。在这种情况下，肥胖者要比正常人需要更多的胰岛素，才能使人体正常运转。在这个自动调节的过程中，为了满足人体代谢所需，胰腺必须分泌比正常值高出5～10倍的胰岛素，才能克服胰岛素抵抗。

于是，胰腺大量合成胰岛素，使得肥胖者的血胰岛素水平大大高于普通人，这就是所谓的“高胰岛素血症”。

早期肥胖的时候，“高胰岛素血症”可以勉强将血糖维持在正常范围内，但是随着时间的推移，胰腺工作过度发生疲劳，胰岛素的功能就会减弱甚至衰竭，最终难以合成足够的胰岛素。从病理学的角度来看，身体超重说明代谢处于失衡状态，失衡后身体必须分泌大量的胰岛素才能保证体内三大物质的代谢，于是便会出现高胰岛素血症，而高胰岛素血症反过来又会导致肥胖，因此就会形成恶性循环。

糖友如是说▼

我认为糖尿病和肥胖是有关系的，有时候我会劝一些肥胖的糖友，我说胰腺就这么多，人胖了，负担就大了，如果瘦一点，负担就会轻一些。

数据显示，体重正常人群的糖尿病发病率是0.7%，而长期持续肥胖者的糖尿病发病率是普通人群的4倍多；体重超过正常值20%的人群，糖尿病发病率是2%左右；体重超过正常值50%，发病率高达10%；中度肥胖人群的糖尿病发病率相比正常人群约增加4倍，极度肥胖者则增加30倍。

这是多么可怕的一组数据！

然而现状却令人不由得惴惴不安起来。当前，我国肥胖者数量直线上升，与此同时糖尿病发病率也以惊人的速度增加。更加令人担忧的是，糖尿病正呈现年轻化的趋势，临床上出现了越来越多的青少年患者，他们当中大多是肥胖者。

当然，有一点需要澄清的是，并不是瘦人就不会得糖尿病，只不过相比胖人而言患病率低了很多。

一般而言，从肥胖发展到糖尿病的过程如下：

肥胖→耐量低减→2型糖尿病→难以控制的高血糖→糖尿病并发症→致残甚至死亡。

因此，想真正预防糖尿病，防治肥胖这个源头是最佳选择。

精彩对话▼

“肥胖和糖尿病有必然的关系吗？”

“可以说，肥胖就是糖尿病的早期表现之一。”

-3-

减肥，刻不容缓

近年来，各式各样的减肥训练营如火如荼，像雨后春笋一般在各个大中城市冒了出来。它们大多打着“健康减肥”或者“绿色减肥”之类的口号，吸引了不少体重超标的肥胖者报名参加。如果搁到20年前，哪怕10年前，这类机构只怕要喝西北风，撑不了几个月就会关门大吉，如今却风生水起，经营得有声有色。

从方法论角度来说，这些机构的“名堂”可是不少，或以室内训练和户外训练相结合的方式进行减肥，或以无氧加有氧运动为主并结合国际上流行的其他一些减肥方法，或搭配适合减肥人士食用的营养餐等。万变不离其宗，都是让肥胖者通过体育运动，消耗身体多余脂肪，促进人体新陈代谢，从而达到运动减肥的目的。

精彩对话▼

“减肥训练营是通过什么方法让人变瘦的？”

“其实原理很简单，只要你的消耗量大于你的摄入量，你就肯定会瘦。”

那么，我们又该如何判断自己是否已列入肥胖者的行列呢？

一、肥胖者的判断标准

1．超重百分比

人的标准体重（kg）
=身高（cm）－105（男性）或100（女性）

超重百分比
=（实测体重—标准体重）/标准体重×100%

根据上述两个公式，超重百分比在20%～30%为轻度肥胖，在30%～50%的为中度肥胖，大于50%的为重度肥胖。超重百分比越大，人的骨骼、肌肉和脂肪含量比例越显失调。

2．体重指数

体重指数（BMI）
=个体体重（kg）/身高（m）的平方

世界卫生组织公布的标准是：BMI在18.5～24.9为正常，大于等于25为超重，大于等于30为肥胖，此处适用于西方。由于东西方人体格的差别，我国的BMI标准是：18.5～22.9是正常，大于等于23为超重，大于等于28为肥胖。

体重指数是衡量人体胖瘦程度的常用指标之一，如今它不仅用来测定肥胖，在许多与肥胖相关的疾病的死亡危险判断中，它也起着十分重要的作用。

除了超重百分比和体重指数外，理想体重(IBW)、腰围(WC)及腰髋周径比(WHR)、皮肤褶厚度测定等标准也较为常见。

作为糖尿病患者，尤其要注意自己的体重问题。遗憾的是，大部分减肥训练营是不欢迎高血压、心脏病、精神病和糖尿病患者的，即便有过上述病史的也不能参加。因此，糖尿病患者想控制体重，只能依靠自己的努力和坚持。

二、糖尿病患者减肥的方法和原则

常有人如此询问：糖尿病患者减肥有没有什么总体的方法和原则呢？其实，糖尿病患者的饮食习惯和肥胖者的饮食习惯完全吻合，一个有助于糖尿病患者的健康饮食习惯和一个帮助人减肥的饮食习惯几乎是一样的。但是从减肥本身来看，控制自己的食欲是一件痛苦的事，从某种角度来说甚至有点违背天理和人的本性。你想啊，明明心中想吃，却偏偏要控制自己的嘴巴——因此有人说，能成功减肥的人，很多事情都能办得好。

确实，真正下定决心减肥是痛苦的，需要非凡的意志力，不像有的书中说得那么简单。某些减肥训练营招揽学员的时候总是一副无所不能的口气：报名来我这儿，保证能轻松减肥，快乐减肥——其实这是不现实的。

糖友如是说▼

我在床头放一本相关的书，不断给自己敲响警钟，不停地给自己灌输减肥的思想。另外，保持一个愉快的心情也很重要，心情愉快了，才能迸发出更多的动力，才能看到希望和未来。

一些糖友在减肥的过程中发现，自己坚持运动了一段时间之后，虽然运动量较之前明显增加，但是体重并没有明显降低。对此，他感到非常疑惑。

实际上，不仅是糖尿病患者，很多为了保持体形、追求健康的减肥者也遇到过同样或类似的问题。这是因为在减肥过程中会遇到一个脂肪平衡期。人体有一个记忆机制，运动到一定程度它就会回忆过去的状况。在平衡期时，体重下降会放缓，甚至会小幅回弹。

另外，从运动本身来看，只有达到一定的时间和强度，效果才能显现出来。例如从代谢的角度讲，运动三十分钟以上人体才开始消耗脂肪，三十分钟之内消耗的是碳水化合物，因此至少得运动四十分钟以上，才能起到辅助减肥的作用，连续性越强，效果就越明显，所谓持之以恒，就是这个道理。

当然，强度是要因人而异的。有的人只需散步便可微微出汗，也有的人结合慢走、快走和健身器械才能大汗淋漓，无论如何，只要身体舒适，运动量有所保证，都能起到减肥的效果。

由于糖尿病患者与普通减肥者不同，因此必须坚持一些基本原则：一要定期监测自己的血糖，留意是否有低血糖的症状；二要注意循序渐进，不要走极端，一般一个月最多减6斤（1斤约等于0.5千克）就可以了；三要选择适合自己的减肥方式，冒用一些不适合自己身体的方式是有风险的。

总之，减肥是一项任重道远的工程，对于糖尿病患者而言，更是一项刻不容缓的征程。虽然肥胖很危险，但是只要坚持不懈，运用正确的方法，理想的成效是可期的。

专家观点▼

糖尿病患者的减肥原则：

1. 选择适合自己的减肥方式；
2. 身体减重要循序渐进；
3. 定期监测血糖；
4. 配合合理的饮食。

| 第三章 |

科学确诊糖尿病

血糖高就一定是糖尿病吗？

为什么有些人空腹血糖比较正常，却是糖尿病患者呢？

确诊之前，有的人是多饮、多食、多尿和消瘦，有的人是疲倦，还有的人根本感觉不到症状，这些问题应该如何正确理解和解读呢？

如何才能确诊糖尿病？它有哪些有效的检查指标？

糖尿病又分哪些常见的类型？

带着这些疑问，让我们开始新的一章，进一步了解糖尿病。

-1-

没“三多一少”的症状，不等于没有糖尿病

叶先生是一位2型糖尿病患者，1995年确诊，当时连40岁都不到。如今二十年过去，他已是一位“资深”糖友。叶先生家中共有兄弟三人，他排行第二。哥哥没有糖尿病，他和弟弟则成了不幸的人。亲人当中，父母及其他直系长辈都没有糖尿病史，显然他和弟弟患病与遗传关系不大。

说到自己患病的原因，他坚信是源于免疫力下降。他说他那时生活没有规律，经常暴饮暴食、熬夜，时间一长，免疫力急剧下降，身边的朋友无论谁伤风咳嗽，他绝对逃脱不了。至此，他才意识到应该去医院做一次检查，结果惊诧地发现了患病的事实。第一次血检，他空腹血糖值高达13毫摩尔/升（正常人在3.89~6.1毫摩尔/升之间）。医生建议他控制甜食，一个星期后再来复诊，结果第二次的数值更高：14毫摩尔/升。医生不得不告诉他一个残酷的事实：你这肯定就是糖尿病了！

糖友如是说▼

“三多一少”的症状我一直没有出现过，但是并不等于我就没有糖尿病。

糖尿病不会毫无缘由地来，也不可能毫无征兆地出现。实际上，叶先生在确诊之前，身体上已经出现多种征兆。例如不能挨饿，饿就会打哆嗦，身体冒虚汗，一点劲儿都没有。这是典型的低血糖症状。当时，他对糖尿病可谓一无所知，只当是自己运动量大，加之熬夜和喝夜茶的缘故。其他一些在当时看来有些奇怪的症状，其实叶先生也是注意到了的，但是他万万没有将之与糖尿病联系起来。说来可笑，当时能吃能喝却不长胖的他，引起很多人的羡慕。如今，羡慕早已被无奈代替，其中或许还掺杂着一丝懊悔。

精彩对话▼

"我没发现糖尿病早期症状，因为它不影响吃、不影响玩。"

"其实是有的，我们一直强调糖尿病早期是有症状的。如果你能早点发现，早期是可逆的。"

与叶先生相似，千千万万的糖尿病患者在确诊前都出现过早期症状，但他们大多也与叶先生一样视若无睹。那么，糖尿病常见的早期症状有哪些呢?

身体乏力。由于人体内的葡萄糖不能完全氧化，意味着人体无法充分利用葡萄糖，也不能有效地释放出能量。加之电解质失衡、组织失水等，身体会显得乏力，精神时常萎靡。

视力变化。由于高血糖导致晶体渗透压改变，引起晶体屈光度变化，人的视力也会随之产生较大的变化。视力下降或模糊，甚至由近视变为远视，或者远视转为近视，都是屡见不鲜的症状。不过，一旦血糖获得良好控制，视力可较快恢复正常。

体重下降。由于胰岛素缺乏，或者胰岛素抵抗，人体难以充分利用葡萄糖产生的能量，使得脂肪和蛋白质分解加强，消耗过多后呈负氮平衡，导致体重逐渐下降，甚至出现消瘦现象。

饥饿感强。由于体内较大部分糖分作为尿糖被排出体外，人体难以吸收得到足够的热量维持身体的基本需求，身体就会不停地发出饥饿的信号，导致食量大增。但即便如此，仍时常有明显的饥饿感。

手脚麻痹。长期处于高血糖症状，可能会导致手脚部位出现血管病变，引发手脚部位供血障碍，进而导致手脚麻木。

除了上述症状，还可能出现心情抑郁、状态不好，或者精神不佳、昏昏沉沉，又或者引发胆道感染、尿路感染等。总之，出现这些状况可得注意了，最好去医院检查一下，以免病情进一步恶化，甚至导致多种并发症。

至于大部分糖友早已耳熟能详的“多饮、多食、多尿和消瘦”的典型症状，尤其是像上述案例中的叶先生那样血糖浓度高达13毫摩尔/升的情况，那就更是确信无疑了。

当然，谁也不愿意在自己身上发现糖尿病的典型症状，对糖尿病的前期症状也是唯恐避之不及，这就要求我们每一个人从此时此刻开始，做好糖尿病的预防工作。

专家观点▼

糖尿病早期症状主要包括：

1. “多饮、多食、多尿和消瘦”等典型症状；
2. 尿有异味、尿量增多或尿频；
3. 腹部肥胖、四肢消瘦；
4. 餐前有头昏、心慌等低血糖症状；
5. 心情烦躁、缺乏兴趣；
6. 疲劳，特别是下肢乏力。

-2-

测血糖只是确诊的标准之一

前文我们聊到了糖尿病的典型症状及前期的不典型症状，一般而言，一旦出现疑似症状，我们应该立即前往医院作科学的诊断，以确定自己的状况，为后期的治疗早作准备。那么，糖尿病的确诊需要经过哪些科学的检测呢？

一、尿糖检测

早期医疗条件落后的时候，验尿是最为常用的检测方法。当一个人尿里有糖的时候，就会觉察到小便特别黏稠、味重，不小心滴到地上，踩起来黏糊糊的，总有蚂蚁爬。出现上述症状，通常认为糖尿病已经挺严重了。

在农村或者一些不发达的城市，尿糖曾是主要的检测手段，不过由于手段较为单一和落后，时常有误判的时候。因为在很多情况下，尿里虽有尿糖，但并不是得了糖尿病。例如，肺结核患者吃抗结核药会出现尿糖，妊娠的妇女也可能会出现尿糖，而老年人及患肾脏疾病者的肾糖阈升高，也会导致血糖超过正常标准。

因此，随着科技的不断进步和对糖尿病认识的逐步深入，尿糖如今只作为一个筛查的标准而存在，不能作为糖尿病的诊断指标。

当然，它在用于糖尿病控制情况的监测和提示方面，仍然具有一定的作用和意义。

二、血糖检测

相对于尿糖检测而言，血糖检测就科学合理得多了。借助于血糖检测，糖尿病通常都能确诊下来。根据世界卫生组织1999年推荐的诊疗标准：

> 具有典型症状（多饮、多食、多尿和消瘦）：
>
> 空腹血糖≥7.0毫摩尔/升，或者餐后血糖≥11.1毫摩尔/升，可以确诊为糖尿病。

> 没有典型症状：
>
> 仅空腹血糖≥7.0毫摩尔/升，或者餐后血糖≥11.1毫摩尔/升，应再重复一次，如果仍然达到以上数值，加做糖耐量实验，2小时血糖≥11.1毫摩尔/升，可以确诊为糖尿病。

血糖有高血糖和低血糖之分。通常人们都认为，糖尿病是以血糖升高为主的疾病，血糖低一点要比高一点好。其实事实恰恰相反，低血糖比高血糖更危险。这是因为，高血糖对人体的危害是一个缓慢的过程，通常要经过几年甚至数十年才能看到明显的后果。低血糖则截然不同，它对人体的危害可能发生在短暂的几个小时之内，有时甚至是致命性的。尤例如老年糖尿病，低血糖容易诱发脑卒中、心肌梗死等，持续的低血糖会对大脑产生不可逆的损害，心脏功能也会因此出现异常。因此，作为糖尿病急性并发症之一的低血糖症，必须引起高度重视。

在检测血糖的实践中，时常会出现一个奇怪的现象：高血糖的人没有糖尿病，低血糖的人反倒有糖尿病。这是因为在现实中，部分高血糖可能是由别的原因引起的，例如甲亢。甲亢属于超高代谢症候群，容易引起高血糖，甲亢治疗好了血糖就会恢复正常。因此，血糖高的人不一定都有糖尿病。低血糖则不然。虽然低血糖也可能出自别的原因，例如营养不良。但是放在现今社会，有几个人会营养不良呢？除非一些特殊情况，否则低血糖很可能就是糖尿病的前兆。

精彩对话▼

"现在社会，你觉得谁可能营养不良吗？"

"只有大病初愈或身体极度虚弱的人，才有可能营养不良。"

三、糖耐量检测

如果对血糖检测结果有所怀疑，那么还有一种方法可以进一步验证，那就是糖耐量检测。

糖耐量检测是通过口服一定量的葡萄糖，根据血糖浓度的变化来了解胰岛细胞的功能，进而明确有无糖尿病的方法。

它的原理是，正常人服用一定量的葡萄糖后，血糖浓度会暂时性升高（一般不超过8.9毫摩尔/升），不过通常在2个小时之内又会恢复到正常空腹水平。服用葡萄糖后，间隔一定时间测定血糖和尿糖，观察血液中葡萄糖水平及有无尿糖出现，这就是所谓的糖耐量检测。如果人体糖代谢失常，服入葡萄糖后血糖浓度会急剧升高，并且短时间内不能恢复到正常空腹水平，那么就是糖耐量失常。至此，糖尿病便是板上钉钉的事情了。

做糖耐量检测之前，相关准备工作是必不可少的。譬如糖耐量检测前三天要保证规律饮食，控制糖类的摄入量；抽血过程中必须禁烟禁茶禁咖啡；此外还要避免精神紧张、保持情绪稳定等。

对于徘徊在糖尿病边缘的人们而言，无论是试验前的准备，还是试验中的等候，都是一段煎熬的时光。如果糖耐量检测的最终结果显示是糖尿病前期，那么大可开怀大笑一番，因为前期是可以治愈的；如果确诊迈入糖友的行列，那么意味着人生也迈入“新阶段”了。

专家观点▼

糖耐量检测指标：

1. 空腹：3.9~6.1毫摩尔/升；
2. 餐后两小时：<7.8毫摩尔/升；
3. 餐后三小时：3.9~6.1毫摩尔/升。

四、胰岛功能检测

胰岛功能检查通常是在确诊糖尿病之后进行的，主要包括胰岛素、C肽、血糖测定。其中，胰岛素来自人体中胰腺组织的分泌，其作用是促进肝脏、肌肉和脂肪等组织摄取、利用葡萄糖，是体内唯一降低血糖的激素；C肽是胰岛素时段下的肽段，不被肝脏蛋白酶破坏，检测胰岛素的同时测定血中的C肽含量，能够真实地反映胰岛的分泌功能；血糖测定可间接地反映胰岛素的功能。

检查胰岛功能，主要作用有以下几点：

其一，确诊是否患有糖尿病。例如有的人血糖偏高，但是并无糖尿病，通过胰岛功能检查便可准确地予以排除。

其二，判断糖尿病的类型。糖尿病主要分为四类，1型糖尿病、2型糖尿病、其他特殊类型糖尿病和妊娠糖尿病。不同类型糖尿病，胰岛素的特点是有差别的。

其三，判断糖尿病病情的轻或重。检查胰岛功能，就可以根据胰岛素的分泌情况加以准确判断。

其四，便于医生指导治疗方案、指导用药。了解胰岛素功能的实际情况，医生才能有的放矢地展开治疗工作。

总之，胰岛功能检测是糖尿病确诊后必不可少的一项检查。通过胰岛功能检测，医生可以判定糖尿病的临床分型、鉴别低血糖的原因、了解患者的胰岛功能，如此不仅为临床提供了诊疗依据，而且便于制订科学、合理、精细的治疗方案。

–3–

不同类型糖尿病的特点和病因

按照病因分类，糖尿病可分为原发性糖尿病、继发性糖尿病和其他原因引起的糖尿病。在临床中，通常采用世界卫生组织提出的以糖尿病病因学分类为基础的分类法，主要把糖尿病分为2型糖尿病、1型糖尿病、妊娠糖尿病和其他特殊类型糖尿病四类。

一、2型糖尿病

2型糖尿病原名成人发病型糖尿病，发病年龄大多在35岁之后，在各种类型的糖尿病患者当中，2型糖尿病的占比超过90%。

2型糖尿病患者并非不能分泌胰岛素，只不过分泌胰岛素的能力不太正常，大多表现为分泌不够，所以称之为胰岛素相对缺乏。实际上，部分患者甚至胰岛素分泌过多，但是胰岛素的作用效果很差，因此患者依然表现为胰岛素相对缺乏。对此，患者可以通过口服药物刺激体内胰岛素的分泌，后期部分患者则需要使用胰岛素进行治疗。

2型糖尿病又有轻度、中度和重度之分，如果不接受合理的治疗，三者之间会有一个量变到质变、逐步加重的恶化过程。

临床表现方面，2型糖尿病中的一部分患者以胰岛素抵抗为主，早期症状并不明显，仅表现出轻度乏力、口渴等，在明确诊断之前有发生大血管和微血管并发症的可能，进行科学的饮食治疗，或者有针对性地服用降糖药便可见效；另一部分患者以胰岛素分泌缺陷为主，在临床上必须补充外源性胰岛素。

2型糖尿病的病因较为复杂，主要有以下几种：

1．遗传的因素。2型糖尿病有明显的遗传性，有糖尿病家族史的人患病率往往高出无病史者数倍甚至数十倍。其中部分致病的基因已被科学家确定，部分还处于研究阶段。

2．生活方式的因素。不健康的生活方式、长期摄入过多的热量或者饮食结构不合理，就会导致肥胖。如果同时又缺乏足够的运动，胰岛素抵抗就会出现并持续加重，进而导致胰岛素分泌缺乏，最终引发2型糖尿病。

3．年龄的因素。多数2型糖尿病发病于35岁之后，超过半数发病时年龄在55岁以上，这与年纪增大导致体质下降、高血压或高血糖等有密切的关系。

除了上述几种因素外，还有很多因素都在影响着糖尿病的发病率。迄今为止，人类无法控制遗传基因，也就是说我们还无法干预遗传因素对糖尿病的影响。但是，除去遗传因素之外，其他因素我们都能进行干预，从而降低2型糖尿病的发病率。

二、1型糖尿病

1型糖尿病原名胰岛素依赖型糖尿病，患者多是儿童和青少年，各个年龄段都有可能发病，占所有糖尿病的5%～10%。

1型糖尿病是一种非常危险的病症，由于它起病急剧，体内胰岛素绝对不足，容易发生酮症酸中毒，只有使用胰岛素进行治疗才能获得满意的疗效，否则将会危及生命。

临床表现方面，1型糖尿病的第一特点便是多发病于儿童或青少年期，其他年龄段也不少见，其中更年期较为常见；第二个特点是发病往往比较急骤，出现多食、多饮、多尿，以及体重急剧下降等明显症状，甚至有人首次发病便出现酮症酸中毒；第三个特点是所有患者都必须使用胰岛素治疗，因为1型糖尿病是胰岛素绝对不足，这也是它又称为胰岛素依赖型糖尿病的缘故。

专家观点▼

1型糖尿病的前期症状有：

1. 严重的感冒、腹泻、扁桃体炎；
2. 口渴、乏力、烦躁、睡眠不好；
3. 低烧；
4. 睡眠不好、情绪异常。

1型糖尿病的病因也较多，主要有以下几种：

1．遗传因素。数据显示，有1型糖尿病家族史的，譬如父母一方或者双方有1型糖尿病史，那么与没有家族史的人相比更易患上此病。科学家经过多年研究，证明遗传缺陷是1型糖尿病的发病基础。

2．自身免疫系统缺陷。人体部分免疫系统缺陷会损害分泌胰岛素的β细胞，使之难以正常分泌胰岛素。在1型糖尿病患者的血液中，专家已经查出了诸如谷氨酸脱羧酶抗体（GAD抗体）、胰岛细胞抗体（ICA抗体）等多种自身免疫抗体。

3．病毒感染。研究发现，不少1型糖尿病患者发病前都有病毒感染史，例如会引起流行性腮腺炎和风疹的病毒，还有会引起脊髓灰质炎的柯萨奇病毒，都能在1型糖尿病发病过程中发挥作用。

此外，氧自由基、灭鼠药等生活环境因素，也可能引起1型糖尿病。例如中国农村的青少年患1型糖尿病的病例非常少，这可能与生活环境、饮食环境以及经常参加劳作有关。而在美国费城，儿童1型糖尿病的发病率是其他地区的四倍，可能是由其工业环境、空气污染引起的。

作为临床上最为常见的糖尿病，1型糖尿病与2型糖尿病有一些区别：①1型糖尿病的发病与HLA抗原有关，2型糖尿病与HLA抗原没有关系；②1型糖尿病体内可检出GAD等特异性抗体，2型糖尿病抗体呈阴性；③2型糖尿病体内胰岛素相对不足，通常情况下无需外来胰岛素，1型糖尿病则是胰岛素绝对不足，必须终身使用外来胰岛素进行治疗；④1型糖尿病通常发病较急，容易发生酮症酸中毒，2型糖尿病没有此类情况，发病通常较缓。

三、妊娠糖尿病

妊娠糖尿病是指孕妇在妊娠期发生或发现的不同程度的葡萄糖耐量异常或糖尿病，有2%～3%的女性在怀孕期间会发生糖尿病。

妊娠糖尿病主要与遗传、生活方式、年龄等有非常密切的关系。临床表现有多饮、多食、多尿、生殖系统假丝酵母菌感染反复发作、体重超过90千克等。约有三成的妊娠糖尿病会转化为慢性的2型糖尿病，对胎儿、孕妇都有不利的影响。

四、特殊类型糖尿病

特殊类型糖尿病更为少见，几乎已经到了可以“忽略不计”的地步。它是指由于已知的原发病所致的慢性高血糖状态。作为一种并发症，特殊类型糖尿病有近百种病因和发病机制。

总之，了解糖尿病的类型及其特点、病因等，对于我们全面认识糖尿病具有重要意义，对于开展科学合理的治疗也极具指导价值。

| 第四章 |

无知，更可怕

有这样一句至理名言：无知不是无辜，而是有罪。

如果你得了糖尿病，但是对此置之不理、漠不关心，那么你就是在对自己的未来犯罪。

如果你误以为糖尿病就是要补糖，然后无所顾忌地进食西瓜，那么你就是在对自己的健康犯罪。

如果你误信所谓的偏方、神药，然后乱吃一通，那么就是在对自己的生命犯罪。

而这一切，都源于你的无知！

-1-

不在乎、不了解、不改变，最终只会害了你

法国思想家爱尔维修曾说："世间大部分不幸都来自无知。"对于糖尿病患者而言，这句话再恰当不过。糖尿病发病率居高不下，人们的身心健康屡受冲击，一个重要的原因就是对糖尿病的认识不足，甚至出现严重的认知误差，让本就难以治愈的糖尿病雪上加霜。从某种角度来说，无知成了糖尿病我行我素的幕后推手。

那么，我们到底会因无知而犯哪些错误呢？

一、查出糖尿病后满不在乎

有位女士五十多岁，诊断显示患了糖尿病，她却一直不接受这个事实，总觉得化验结果和医生的诊断有误。对于糖尿病她其实有所耳闻，听说有一定的遗传性。在拿到自己的化验单后，她信心满满地想：我上辈人没见谁得糖尿病啊，我肯定也不会得。

于是，她只承认自己血糖偏高，坚信所谓的糖尿病与自己关系远着呢。每当别人问起时，她总是满不在乎地说："一大把年纪了，谁没个三高啊，我就是血糖高一点而已！"

由于一直抱着不在乎、无所谓的态度，她既不治疗，也不改变饮食习惯，依旧像往常一般我行我素。结果半年后的一天，她突

然昏迷不醒，多亏儿女都在家中，大家七手八脚地将她送到医院急救，终于抢救了过来。医生心有余悸地告诉她的家人，原来她是因为血糖太高引起了糖尿病酮症酸中毒，导致昏迷。

二、对糖尿病的症状不甚了解

王女士1997年被确认患了糖尿病，至今已有十多年的病史了。那个年代检测糖尿病，多以“三多一少”作为判断标准，而她在检测前只是略显消瘦，并且一直把“消瘦”当作自己减肥的“成果”。直到有一天，她头晕得实在忍受不了，请假去看医生，验尿后医生告诉她，你50%是“戴帽”了（患上糖尿病的意思）！三天后，验血结果出来，医生告诉她，你这是100%“戴帽”了！

她承认，当时自己对糖尿病实在是不甚了解，甚至在得知已经身患糖尿病的消息后，她还不知道糖尿病究竟是什么来头。

精彩对话▼

“您对糖尿病了解多少？”

“不了解，我得了以后，都不了解什么是糖尿病！”

普通人对糖尿病知之甚少或者麻痹大意，似乎还情有可原，如果一位学过医药知识的人也对糖尿病一知半解、疏忽大意，那就有点“悲剧”了。

左先生就是这样一个“悲剧”人物。在确诊前后，他对糖尿病的相关知识了解得非常有限。当时，他已经出现并发症，视力变得模糊并且怕光，但是他并没有将之与糖尿病联系起来，甚至都没有想到去医院做一个检查。后来，他在同事的提醒下才去了一趟医院，检查结果让他极为惊讶，自己竟然患了糖尿病！对于患病的整个过程，他认为自己实在太过疏忽大意了，自己是学医的，却如此忽视，不仅不应该，而且很可怕。

三、确诊后不改变原来的生活方式

老李被确诊为糖尿病已经38年了。1976年，他在哈尔滨做过一次肾上腺切除，后来在北京某家医院做了一番检查后确诊——隐性糖尿病。

他当时不理解何为“隐性糖尿病”，当军医的父亲告诉他，隐性糖尿病就是不严重，和没得糖尿病一样。于是老李就没把它放在心上，便又回东北继续工作了。

让老李没有想到的是，当初父亲对于隐性糖尿病的定义其实是错误的。实际上，隐性糖尿病虽然不一定具有明显的糖尿病症状，但是对身体的影响与真正的糖尿病一样，甚至更危险，因为它让糖尿病患者无法根据“三多一少”判断自己的病情。由于隐性糖尿病症状比较隐蔽，很多时候患者直到发生中风、心肌梗死等症，才会引起注意，知道是糖尿病在作祟。

老李后来心有余悸地自责：太不注意了！原来，他在回到东北之后，生活中毫不注意，依旧大碗喝酒、大块吃肉，是单位的“酒星”，一瓶65度的北大荒，眼也不眨一下就喝下去了，好多事都是在酒桌上靠酒瓶子谈成的……后来他说：“我这是九死一生啊！”

聊了这么多无知的表现和案例，我们不禁要扪心自问一句：中国医学典籍中关于糖尿病的记载有着悠久的历史，为什么人们对糖尿病还是如此无知呢？

这一问题显然有着错综复杂的历史原因和现实因素。我们认为，过去和现在，人们对于糖尿病的认知过程是存在问题的。国家、社会、家庭、糖尿病患者自身，都存在一定的问题。社会宣传教育不足，家庭缺乏教育氛围，个人理解出现偏差，各种原因交织在一起，导致人们对于糖尿病的认识是极为肤浅的，即便专业人士也可能只知其一不知其二。

因此有人说，糖尿病其实是个“无知病”。我们对于糖尿病的无知，导致我们在不知不觉中成了糖尿病进一步恶化的幕后推手。

-2-

谨遵医嘱很重要，走入误区不得了

我们常说，幸福永远掌握在自己手中，此话不假。不过，这一切都建立在正确的认知基础上。如果陷入误区不能自拔，将会适得其反。譬如糖尿病，一旦走入误区，不仅对于控制糖尿病没有一丝一毫的帮助，反而加速糖尿病的恶化，甚至危及生命安全。

下面有几个案例，我们来看看糖尿病都有哪些常见的误区。

一、认为患糖尿病是难以启齿的事，刻意隐瞒病情

一位大姐患了糖尿病，但她不想让人知道，觉得此事不宜张扬，有点害羞。为此，她叮嘱自己的家人，千万不要泄露出去。去看病时，她有意走得远远的，跨区寻一家医院，生怕在就近的医院里遇到熟人。有人看她外出，热心地询问去向，她总是撒谎说去同事家串个门，绝不肯承认自己是去医院。在她看来，糖尿病是个寒碜的病，不能说。

无独有偶，老王也选择隐瞒病情，不过他可就没有上面那位大姐幸运了。作为公司的中流砥柱，老王事业正蒸蒸日上。一次体检，他被查出患有糖尿病。为避免老板知道此事后影响自己日后的发展，也不愿同事、属下知道自己是个患者，因此对此守口如瓶。

有一回他陪老板出差，因为赶时间错过了午饭，老王碍于面子没有提出吃饭的要求，结果下午刚刚到达目的地就突然晕倒了。老板和客户及时将他送往附近的医院救治。医生解释说，老王因为没能按时吃饭而导致低血糖昏迷，若非送治及时，可能有生命危险。

二、认为指标好转就可以不遵医嘱，胡乱找药用药

一位大爷确诊得了糖尿病，医生不厌其烦地叮嘱他如何用药，如何注意，告诉他照此做完全可以控制病情。刚开始，这位大爷还算听话，对医嘱言听计从。几个月后，再去医院检查，发现各项指标明显好转，大体已经与常人无异，他便将医嘱置之不理，药不好好服，饭不好好吃，细节方面也不怎么注意，并且声称：“我的病已经好了，还吃那么多药干什么？”结果一年后，病情逐渐加重，他只得从头开始治疗。

上面这位大爷因为不遵医嘱而使病情反复，另有一位糖友更是有过之而无不及。经过体检，明明已经查出糖尿病，但是他“不为所动”，一方面不敢对外承认自己的病症，另一方面道听途说乱服药，胡乱地对付着……这，实在太危险了！

三、认为血糖仪可有可无

研究表明，只要控制血糖水平，便可大幅减少糖尿病并发症的发生。使用血糖仪在家里进行有规律的血糖监测，是了解自己血糖水平并指导自己有效控制血糖的基础。因此，有人称血糖仪为糖友的“健康卫士”，购买一台实用的血糖仪必不可少。不过，并不是每个人都这么认为。

王阿姨身边就有不少这样的糖友。王阿姨建议他们每人买一台家用血糖仪，便于随时了解自己血糖的水平，花费大概也就是四五百元，结果大多糖友选择充耳不闻。有的说自己糖尿病已经好了，血糖仪派不上用场；有的说血糖仪就是个摆设，可有可无；有的说血糖仪检测不准，信不过；甚至有免费领取的机会，依然有人选择了放弃……在王阿姨看来，不是血糖仪的问题，而是糖友的问题，他们其中部分人不重视自己的病情，不重视自己的健康。

精彩对话 ▼

“打胰岛素时如果操作不当，会打出问题来吗？”

“我们院里有一大娘，刚打完胰岛素马上就出去遛弯买菜，结果还没走到门口就晕倒了。低血糖！”

以上案例只是挂一漏万，现实生活中还存在更多的误区，着实令有识之士心急如焚。经过总结，我们将糖尿病的误区分为六种类型：

认识的误区。简而言之，就是对糖尿病的认识存在一定的偏差，或者对糖尿病的整体认识不足，甚至出现完全错误的认知。

诊断的误区。医学界也好，老百姓也好，包括整个社会，因为对糖尿病的认识欠缺，导致对症状、病情等常常做出错误的判断。

治疗的误区。主要表现在用药方面不科学，譬如片面地认为价高的药就一定是好药，或者错误地以为只要是降糖药就对治疗有益，因此不顾个体病程、体重等方面的差别而随意用药等。

饮食上的误区。主要表现在部分患者错误地以为节食或者变相的节食就能达到控制血糖的目的，实际上过于节食不利于胰岛细胞功能的改善。

运动的误区。主要表现在部分患者认为患糖尿病之后应该进行大量的运动，因此不管饭前还是饭后都不停地运动，其实运动过度对糖尿病的控制和治疗弊大于利。

情绪和管理的误区。人一旦得知自己患了糖尿病，会经历一个接受的过程，这个过程中需要保持一个良好的心态，必须加强自我管理，保持良好的情绪，同时谨遵医嘱进行治疗，而糟糕的情绪只会对病情产生消极影响。

-3-

不要再上偏方假药的当

古语云："人非圣贤，孰能无过。"确实，我们在现实生活中时常会犯各种各样的错误。有些错误不过是细枝末节，不会对我们的工作、生活产生丝毫不利影响；另一些则可能永久危害我们的健康。对糖尿病患者而言，如果未经专业人士的指导或权威机构的验证，就误信某些偏方、乱用保健品和药物，那么极有可能出现的结果便是：病情不仅得不到有效控制，反而会进一步恶化。如此一来，在与糖尿病的这场战役里，可谓赔了夫人又折兵。

一、祸福难测的偏方

所谓"偏方"，通常是指非正统药方，没有记载在历代的药学典籍中，只是在民间流传。由于偏方多散落在民间，以祖传居多，对某些疾病具有独特疗效，因此常有人称之为"秘方"。但是疗效具有某种不确定性，往往因人而异。

随着糖尿病逐步进入公众的视野，关于治疗糖尿病的偏方纷纷浮出水面，甚至打着"包治"的口号招摇过市。前文我们提到，汉武帝就是一位糖尿病患者，他便是使用番外秘方控制住糖尿病的，因此我们不能对"偏方"一棍子打死。但是当前市面上流传的大部分偏方，着实令人摸不着头脑，例如下面这个要求患者大量进食西瓜的方子。

有一位资深糖友，被糖尿病折磨多年之后，偶然听说社会上流行各种治疗糖尿病的偏方，于是抱着试一试的心态找来一位游医。游医按照秘方要求他多吃西瓜，说糖尿病患者糖分流失太多，体内多缺糖，治疗糖尿病得先补糖。结果大冬天的，这位糖友一个月之内至少吃了三个大西瓜！

我们知道，西瓜所含的糖分约为5%，主要成分是葡萄糖、蔗糖和部分果糖，食用西瓜会导致人体血糖增高。正常人能够正常地分泌胰岛素，可以使血糖、尿糖维持在正常水平。糖尿病患者则截然不同，短时间内摄入太多西瓜会使血糖迅速升高，病情较重的可能因此出现代谢紊乱，进而导致酸中毒，甚至危及生命。糖尿病患者每天都要控制碳水化合物（亦称糖类，分解后主要以葡萄糖的形式被人体吸收）的摄入量，就是这个道理。

因此，糖尿病患者应该尽量不吃西瓜，或者严格遵守适量的原则。一旦食用，应该监测血糖的变化，以免出现问题。

后来这位糖友承认，他那时有点儿病急乱投医，轻易相信了江湖游医所谓的“独家秘方”“祖传秘籍”，几乎毁了自己的健康。

糖友如是说 ▼

我以自己的经验教训告诉大家，患者大多死于无知，死于愚昧。糖尿病也好，高血压、心脏病也好，都应该遵循一个原则：接受正规治疗，相信医院，相信科学，不要相信社会上流传的东西。否则，花了金钱，浪费了时间，还早早送了命！

二、假冒伪劣的药品

我们先说说保健药品。保健药品是指带“健”字批号的药品，具有营养性、食物性等天然药品性质，应该配合治疗使用，在用法用量方面有一定的要求。

即便是保健药品，作为保健品的一种，它同样不以治疗疾病为目的。然而在现实生活中，有一些人“篡改”了保健药品的本来性质，更有一些唯利是图者有意误导民众，把它当作治病的药品做宣传和推销，置民众的生命健康于不顾。

例如有人打着为老年人身体健康的旗号，举办一些大会，发一些小东西，再诱骗老年人购买他们的产品。但是这些产品实际用的什么原料，包含什么成分，对人体有益有害，外人根本无从知晓。据相关机构的数据统计显示，中国国家核准的“健”字号的产品实际上只有一千来种，而市场上在售的却有四万多种，可见市面上很多的保健品都是假的。

在糖尿病药品市场上，类似的保健药品同样琳琅满目。某些见利忘义者有意对糖尿病患者抛出海市蜃楼般的希望，然后吹嘘他们的保健药品疗效如何立竿见影，吃多长时间就可以停用胰岛素、根治病症。其实，这些都是骗局。这些骗局之所以存在一定的市场，一个重要的原因是一些糖尿病患者想当然地认为，“长时间以西药治疗糖尿病会伤害肝肾，吃中药则没有什么副作用”。因此，他们在服用医生开的药时，经常自作主张地减量，更甚者竟然偷偷不吃，然后自行购买一些具有中药成分，号称以祖传秘方制作、具有明显降糖作用的保健品予以代替。如果遇到一个“有良心”的商家，他们提供的保健药品往往只包含茯苓、蜂胶、西洋参、鸡内金等中药成分，虽然对降糖百无一用，至少可以滋补肝肾，对身体倒是并无害处；若是遇上不良商家，往往在其中非法掺入诸如优降糖、降糖灵之类虽有降糖效果但具有明显副作用、临床上已基本被淘汰的西药成分，糖尿病患者若将其当保健品而超量服用，极易导致低血糖甚至昏迷。

更有一些利欲熏心的骗子，大言不惭地宣称研制出了新的治愈糖尿病的药物，欺骗广大糖尿病患者以谋取私利。在这里我们可以明确地告诉大家，一种新药从开始研发到正式投放市场，一般分为发现和甄别、临床前研究、临床研究、新药申报及后续工作四个阶段，不仅耗资巨大，而且时间很长。以口服胰岛素（相对于当下的注射胰岛素而言）为例，西方在1930年便有此设想，某外国制药公司更是斥资几十亿美元投入研发，可至今尚未上市。可见，研制一种新药的过程是何其漫长。

专家观点 ▼

中国很多老百姓迷信外国保健品好，事实上恰恰相反，很多国家在保健品控制方面很弱。今天给大家提个醒，我们吃外国的保健品时，一定要特别小心，留个心眼。

亲爱的糖友们，我们应该睁大眼睛，正视自己的病症，去发现各种偏方和保健药品的危害，把错误消灭在萌芽状态。不能道听途说，不能刚愎自用，应该参加诸如糖协大讲堂一类的正规组织，与众多糖友和专家一起去面对、控制糖尿病。

| 第五章 |

只降糖，不治病

众所周知，糖尿病是终身性的疾病。降糖药和胰岛素虽然“不治病”，却仍是我们离不开的“降糖主力军”。

在这一章节中，就让我们来聊一聊糖尿病的治疗和这些“只降糖、不治病”，却伴随一生的糖尿病用药。

糖尿病看医生，应该挂哪个科？

是药三分毒，这种说法正确吗？

我们应该怎样全面认识胰岛素？

什么叫糖尿病的有效治疗？

带着这些问题，让我们走进这一篇章，与专家、糖友们一起深入探讨吧。

-1-

挂对科，才能看好病

《论语》中有一句名言："不得其门而入，不见宗庙之美，百官之富。"其中"不得其门而入"形容找不到大门走不进去，如今用来比喻没有找到合适的途径。治疗糖尿病也是如此，如果找不到正确的科室，轻者耽误治疗，重者误诊漏诊。

有糖友曾经如此抱怨："医院分科太多，光看一眼科室分布示意图就够晃眼的了！"这位糖友的话反映了一个事实，那就是现代医院确有分科太细的缺点。20世纪60年代，一般医院只有内科、外科、妇科、儿科四个科室，如今随便拣一家大型医院，如果没有十几个科室，似乎会遭人怀疑其专业性。

事实上，早年糖尿病挂的是内科，现在是挂内分泌科，有的医院甚至专门设立了糖尿病门诊。如果你的糖尿病症状较轻，或者刚刚患上糖尿病的话，我们一般建议挂内分泌科。

专家观点▼

患了糖尿病，一定要挂内分泌科。

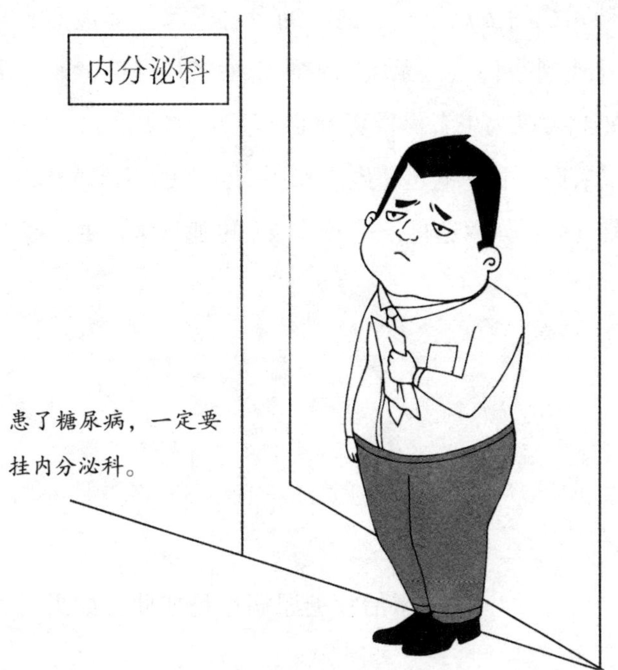

那么，为什么挂内分泌科呢？

因为糖尿病是一种由内分泌代谢紊乱引起的疾病，现在把它划为代谢病的范畴。也许有人会问，如果患有糖尿病并发症，是不是也可以在内分泌科全搞定呢？比如说，很多患者有糖尿病足病，乍一想治足病应该去外科。可是外科无非就是治糖尿病脚损伤，治标不治本，翻来覆去地倒腾，最后肯定会耽误糖尿病的治疗。所以，只有统一划归内分泌科，才算找到了病根，才能治本，才能让患者看到希望。

国外情况又是怎样的呢？

以美国为例，在它的医疗系统下，糖尿病的看病流程跟国内有所不同。通常，美国人生病后先去看家庭医生。美国的家庭医生往往是全科大夫。家庭医生会告诉患者可能出了什么问题，然后指定去找某位专科医生，由专科医生来解决患者的特殊问题。

美国这种系统的优点是，它能帮助患者解除很多现实的困惑，不用绞尽脑汁地判断科室，无须东奔西跑地寻找门诊，而是由医生去找患者，如此可以为患者提供更专业、更高效的服务。

当然，随着医疗技术的迅速发展和医院管理的不断革新，将来糖尿病如何分科，患者如何选科，相信一定会更加科学，更加高效。

-2-

口服药是降糖主力军，不是救命药

在糖尿病的治疗中一直存在一个误区，那就是刚刚开始治疗便大量用药。其实在很多时候，正式用药前可以通过控制饮食和增加运动来控制血糖，实在控制不住了，再使用合适的降糖药。降糖药一代一代地换，最后再考虑使用胰岛素。如果一开始便使用胰岛素，那么最后想换也为时晚矣。

糖尿病用药，通常分为两种，一种是胰岛素，一种是口服药。本节我们先聊一聊口服药。

一、血糖降下来了，不代表糖尿病就好了

从营养学的角度看，糖尿病治疗体系可分成两大派别，一种是通过控制糖的摄入量来降低血糖，一种是通过提高糖代谢的方式使血糖降低。两种流派的目的都是以降糖为主。

但有一个不争的事实是：血糖低了，并不意味着糖尿病就好了。很多患者会单纯把血糖降没降、降了多少，来作为判断降糖药是否有效、糖尿病是否治愈的标准。

一位美国医生曾经写过一个总结，总结中说，数十年来，人类与糖尿病展开了一场殊死搏斗，总结近百年来糖尿病治疗的历史，

可以汇成一句话：我们战胜了血糖，却输给了糖尿病！这位医生的意思是，现今任何一种治疗方式，单纯地降低血糖很容易，但是治标不治本，糖尿病依旧肆虐。

中医一直强调标本兼治，但是在糖尿病面前，同样败下阵来。由此有人不禁灰心丧气地说，既然口服药甚至打胰岛素都只能起到降糖作用，病根始终未除，那么治疗的意义何在呢？

我们需要正视这样一个事实：降糖是治疗糖尿病的标准之一，但并不是唯一的标准。正如降糖是目标之一，但不是唯一的目标。除了降糖之外，血压、血脂、血液黏稠度等多项指标在治疗中都需要综合考虑。

精彩对话▼

“西药往往标明有毒副作用，那么中药呢？”

“中药相对来说少些，但并非一点毒副作用都没有，不是绝对的。”

二、不同口服药的优缺点

糖尿病口服药种类较多，目前临床上按功能或作用可以分为四类：促胰岛素分泌剂、促进葡萄糖在周围组织细胞的代谢剂、抑制小肠吸收葡萄糖的α－葡萄糖苷酶抑制剂、提高胰岛素敏感性和生物利用度的胰岛素增敏剂。

1. 促胰岛素分泌剂

促胰岛素分泌剂属于分泌类降糖药，包括磺脲和非磺脲两类。

前者代表药物包括优降糖、糖适平、达美康、美吡达、瑞易宁、亚莫利等等，后者代表药物包括瑞格列奈和那格列耐。它们的作用是刺激胰岛β细胞分泌胰岛素，以达到降低血糖的目的。

从它们的发展顺序来看，甲磺丁脲、氯磺丙脲属于第一代磺脲类代表药，格列苯脲、格列奇特、格列吡嗪、格列喹酮属于第二代磺脲类代表药，格列美脲属于第三代磺脲类代表药；非磺脲类降糖药则是近年来发现的促胰岛素分泌药。

2．促进葡萄糖在周围组织细胞的代谢剂

本类药物当前仅有双胍类一族，且只有苯乙双胍（降糖灵）、二甲双胍（降糖片）两种。

由于前者容易引起乳酸性酸中毒，很多国家已经明令禁用。较为常用的是后者，根据生产国家或厂家的不同，有美迪康、迪化糖锭、格华止等名称。它们的作用是增加诸如肌肉等外周组织对葡萄糖的利用，同时减少肝糖元的生成，从而达到降低血糖的目的。

本类药物不刺激胰岛素分泌，对血糖正常者是非常安全的，因此人们又称之为抗高血糖药，尤其适合肥胖或超重的患者使用。

3．α－葡萄糖苷酶抑制剂

本类药物主要有阿卡波糖（拜唐苹）、伏格利波糖（倍欣）和米格列醇三个成员。

它们的主要作用是阻止α－葡萄糖苷酶与多糖类物质结合，如此食物中诸如淀粉等多糖类物质分解、消化和吸收的量及速度会有所减少和降低，从而达到改善或降低餐后血糖的目的。

本类药物对餐后血糖控制不好的患者效果尤为明显，缺点是以损失碳水化合物在肠道被消化吸收的生物利用度为代价，同时影响对脂肪、蛋白质、维生素、微量元素等其他营养素的吸收。因此，长期使用本类药物容易导致营养不良或者营养素控制失控，另有部分患者可能因多糖类物质不能被充分分解和消化而引起腹泻、腹胀、大便次数多等副作用。

4．胰岛素增敏剂

胰岛素增敏剂的代表药物有罗格列酮和匹格列酮。本类药物通过促进胰岛素介导以提高葡萄糖的利用率，同时增强胰岛素作用、抑制肝糖原的生成。

它们的优点是能在降糖的同时改善血脂和血压。缺点在于不可与磺脲类及胰岛素合用，否则可能出现低血糖、水肿加重、贫血和红细胞减少等不良反应。

三、服用口服药前你必须知道的事项

当前，口服降糖药仍是治疗糖尿病的主力军，主要应用于2型糖尿病。在服用各类口服药时，必须注意以下几个问题：

1．降糖类药物仅能帮助患者改善或调节血糖，并不能代替饮食，因此药物治疗必须配合饮食调节，意即患者摄入的热量须既能满足人体所需，又可通过药物作用将血糖控制在安全范围内。

2．是药三分毒，降糖类药物大多具有一定的副作用。由于须与饮食进行特定的配合，因此患者应在医生的指导和监控下使用；最常见的副作用是低血糖，一旦出现可能危及生命，因此必须及时查找原因，并在医生的指导下选择相应对策；其他副作用还包括胃肠道反应、肝肾损害等，因此必须定期做相应检查。

3．降糖类药物的时效性和量效性较强，漏服或改变剂量都不可取，否则会导致血糖波动，因此必须坚持长期用药；糖尿病目前无法根治，终身治疗是唯一选择，因此长期坚持是其中关键。

4．降糖类药物的剂量和品种须适合病情的需要与身体的状况，因此必须定期检查血糖，进行必要的血糖监测，以了解和评价药物的作用，从而为调整用药剂量或更换药物品种提供必要的依据。

除了口服药物，还要注意调理饮食、合理运动、保持心情。四个方面都做到了，糖尿病将不再可怕。总之，在糖尿病这场旷日持久的战役中，谁坚持到了最后，谁就是最终的胜利者。在这个需要持之以恒的过程中，降糖显然已经不是唯一目标了。

专家观点

糖尿病的有效治疗包括：

1. 三顿吃好；
2. 血糖不高；
3. 全身有劲。

-3-

胰岛素你用对了吗

我们都知道，糖尿病用药有口服药和胰岛素两种，上一节我们聊了口服药，本节我们就来谈谈胰岛素。

胰岛素是由胰岛β细胞受内源性或外源性物质的刺激而分泌的一种蛋白质激素，葡萄糖、核糖、乳糖、精氨酸、胰高血糖素等都能刺激胰岛素的分泌。作为机体内唯一可以降低血糖的激素，胰岛素还能促进脂肪、糖原、蛋白质的合成，其中外源性胰岛素主要用于治疗糖尿病。

一、三代胰岛素的发展历程

胰岛素的发现及运用经历了一个漫长的历史过程。

1921年，加拿大人弗雷德里克·班丁和约翰·麦克劳德首先发现并成功提取到了胰岛素，次年开始用于临床，挽救了部分几已不治的糖尿病患者。由于提取自哺乳动物，所以称为动物胰岛素。其中，又以猪胰岛素与人的最为接近。这便是第一代胰岛素。

第一代胰岛素的缺点是容易发生免疫反应，注射部位皮下脂肪会出现萎缩或增生，胰岛素过敏反应也时有出现，且高血糖和低血糖反复发生，胰岛素耐药现象容易出现。

20世纪80年代，人们通过基因工程或者说DNA重组的方式，制造出高纯度的合成人胰岛素并开始了工业化生产，动物胰岛素时代就此成为历史，这便是第二代胰岛素。

与第一代动物胰岛素相比，人胰岛素基本上消灭了过敏反应或胰岛素抵抗，皮下脂肪萎缩的现象随之大幅减少；注射量比动物胰岛素平均减少三成，这点益于人胰岛素抗体少；人胰岛素的稳定性高于动物胰岛素，在常温25℃左右，人胰岛素可保存4周。

第二代胰岛素的缺点在于，不能模拟生理性人胰岛素分泌模式，需在餐前30分钟注射，夜间低血糖风险较高。

20世纪90年代，科学家对胰岛素结构和成分的研究愈加深入，终于发现可以通过对肽链的修饰改变胰岛素的生物学和理化特征，在此基础上研发出更能贴合人体需要的胰岛素类似物，这便是第三代胰岛素。由于它能直接餐前使用，故又有餐时胰岛素或速效胰岛素的称呼。

相比第二代人胰岛素，第三代胰岛素类似物优势明显，有血糖控制相似或更好、低血糖风险更低、注射时间更灵活方便等优点。

二、胰岛素分为哪几类

根据来源来分，可分为牛胰岛素、猪胰岛素、人胰岛素及胰岛素类似药。

根据浓度来分，可分为U－40（40单位/毫升，主要用于常规注射）和U－100（100单位/毫升，主要专用于胰岛素笔）。

根据作用时间来分，可分为短效胰岛素（无色透明液体，皮下注射后起效时间为20～30分钟，作用高峰为2～4小时，持续时间为5～8小时）、中效胰岛素（又称低精蛋白锌胰岛素，乳白色浑浊液体，起效时间为1.5～4小时，作用高峰为6～10小时，持续时间为12～14小时）、长效胰岛素（又称精蛋白锌胰岛素，乳白色浑浊液体，起效时间为3～4小时，作用高峰为14～20小时，持续时间为24～36小时）、预混胰岛素（将短效制剂和中效制剂进行不同比例的混合，起效、作用高峰以及持续时间介于两者之间）。

胰岛素是一项伟大的发现，是糖尿病患者的福音，如久旱逢甘露一般难能可贵。对于1型糖尿病患者而言，由于人体无法正常分泌胰岛素，因此注射外源性胰岛素以维持血糖正常水平，是逼不得已的选择。对于2型糖尿病患者来说，情况则有所不同。

三、胰岛素的正确使用方法

有传闻说，一旦开始打胰岛素，患者距离死亡便不远了，有些抵制胰岛素的意味；另有一些患者则认为，管他三七二十一，胰岛素就是为糖尿病而生的，因此只要发现糖尿病了就应该马上注射胰岛素。从医学的角度来看，这两种说法显然都是不科学的。

早期2型糖尿病的患者多是肥胖体型，尤其是肚子较大的患者，体内是以胰岛素抵抗为主的。如果使用胰岛素，胰岛素抵抗有可能会加重。医生通常会提出以下建议：注射胰岛素后看体重有没有回升，如果略有提升，说明脂肪肝、高血脂等导致胰岛素抵抗的因素都还存在，建议不要使用。

对于体型偏瘦或者糖尿病症状非常明显的患者来说，血糖往往较高，建议在医生指导下正确使用胰岛素。可见，胰岛素到底用不用、用多少是因人而异的，不能一概而论。

可能会有糖友要问：胰岛素到底打多少合适，有标准吗？是遵照医嘱还是患者根据自己的病情随时调整呢？

对于上述问题，糖尿病专家们一致认为，应该根据胰岛功能的检测加以调整，没有所谓的统一标准。糖尿病患者注射胰岛素一定要在医生的指导下进行，医生会根据个人血糖的指标、身高、体重及胰岛功能损伤程度，调整合适的用量。自作主张是万万不可的！

精彩对话▼

“医生是如何掌握胰岛素的剂量的？”
“一开始是小剂量，然后根据你的病情和身体对胰岛素的反应，适当做出调整。”

事实上，人体对胰岛素多少都会产生一些抵抗，毕竟注射的都是外源性的。一般来说，注射胰岛素8～10年后就会出现抵抗现象。此外，胰岛素的用量并非没有上限，人体生理的上限是55个单位左右。

有一句话叫“久病成医”，部分糖尿病患者爱鼓捣，加之糖尿病的治疗方案较为单一，于是自己逐渐也成了糖尿病“专家”。有时候，他们为了避免排队或者赶时间，会主动增加或者减少剂量。对此我们建议，尽量还是听听医生的说法，要多与医生交流，尤其当患有其他病症的时候，例如心血管病或者心脏病。一来医生对于剂量的把握肯定更为科学合理，二来可以避免药物冲突的问题。例如广安药、四环素、氯霉素等跟降糖药一起使用时，有可能增强降糖效果，而与避孕药、抗结核药等激素类药物一起使用时，则可能减弱降糖的效果。

无论是吃药还是注射胰岛素，终究只是治疗手段。对于糖尿病而言，医生只能做诊断和治疗这两件事，其他的事得患者自己做。这就是为什么我们说“战胜糖尿病，我也是医生”。如果你想单纯靠医生就把你的糖尿病战胜了，或者预防好，这是不可能的。

因此，糖尿病患者的自我管理就显得非常重要。我们常说“六位一体”防治糖尿病，哪六位呢？科学预防、科学确诊、科学治疗、科学饮食、科学运动，最后一个就是情绪与自我管理。这六项内容是一个完整的、综合的体系，缺一不可。如果要说什么是最好的降糖药，“六位一体”的六个因素都做到了，它就是最好的降糖药。

专家观点▼

当一个糖尿病患者能成为自己的半个医生，这个病就能控制好。

| 第六章 |

中医治疗糖尿病

治疗糖尿病，西医并不是唯一的选择，中医同样卓有成效。中医是中国传统医学，又称汉医，作为一门研究人体生理、病理及疾病的诊断和防治的学科，中医可谓历史悠久，博大精深。在糖尿病的探索和治疗方面，中医已有数千年的记载，并形成了较为完整的体系。那么在治疗糖尿病时，中医有哪些治疗方法呢？与西医相比又有哪些区别呢？关于中医治疗糖尿病，我们同时存在很多误解，本章将为您一一揭晓。

-1-

中医与糖尿病的过去、现在和未来

中医药经过中华民族数千年的挖掘和积累，经过亿万人的完善和创新，形成了完整的关乎生命、健康和疾病的理论知识和方法技能体系。这一节就让我们进一步了解中医与糖尿病的关系。

一、过去——几千年的“老战友”

中医与糖尿病的关系最早可追溯到公元前700年，当时中国正值春秋战国时期，中医的开山之作《黄帝内经》就在那时横空出世，其中对糖尿病作了清晰明确的记载。《黄帝内经》根据不同的病机、主证，分别称之为“消渴”“消瘅”“消中”“肺消”“鬲消”等，这是中医对于糖尿病的最早记载。

《黄帝内经》之后，各个时期的重要医书中频繁出现有关糖尿病的记载。汉代医学家、人称医圣的张仲景在《金匮要略》中载有“渴欲饮水不止”“渴欲饮水，口干舌燥”“消谷饮食，大便必坚，小便必数”等。元朝的医学家、中医“脾胃学说”的创始人李杲在《兰室秘藏》中记录“口干舌燥，小便频数，大便闭涩，干燥硬结”“能食而瘦”等，与现代糖尿病的“三多一少”症状相似。

《黄帝内经》的《灵枢·五变》中说：“五脏皆柔弱者，善病消瘅。”意即糖尿病跟五个脏器都是相关的。《素问·奇病论》中说：“此人必数食甘美而多肥也，肥者令人内热，甘者令人中满，故其气上溢，转为消渴。”意即摄入太多高热量、高蛋白的东西，超过人体细胞的代谢能力之后就会出现消渴症状。

除了说明症状、阐述发病缘由，古人还提出了一些治疗之策。例如张仲景在《金匮要略》中说：“男子消渴，小便反多，以饮一斗，小便一斗，肾气丸主之。”又说：“渴欲饮者，口干舌燥者，白虎加人参汤主之。”是为相对成熟的治疗方案。孙思邈在《千金方》中记载：“其所慎者三，一饮酒、二房事、三咸食及面。能慎此者，虽不服药而自可无它，不如此者，纵有金丹亦不可救，深思慎之！”这是人类对糖尿病患者实施饮食管理的最早记载，此段论述时至今日仍是治疗糖尿病的准绳之一。

专家观点 ▼

中医不但是一种医术，还是一种养生方法和生活哲学。在治疗糖尿病方面，虽然不像西医那么立竿见影，但糖友中很多人对中医是认可的。

二、现在——中医治疗糖尿病的理念和原则

传统中医认为，糖尿病（古称消渴病）病因多有素体阴亏、先天禀赋不足，外因多源于饮食不节、过食肥甘、精神刺激、情志失调、形体肥胖、外感六淫及过度疲劳等。在这些观点的指导下，现代中医的研究更加深入，临床实践更为丰富，众多现代医家另辟蹊径，提出了脾虚、肝郁、痰湿、毒邪等新理论，不仅丰富了糖尿病的辨证，而且拓宽了治疗途径。

中医对糖尿病的辨证分型至今尚无一个统一的标准，主要有以

下几种分法：

根据临床主要症状分类，分为上、中、下三消论治。

根据阴阳偏盛偏衰分型，一般分为为阴虚热盛、气阴两虚、阴阳两虚三型。

根据阴阳辨证与脏腑辨证、气血津液辨证相结合分型，分为阴虚型、阴虚火旺型、气阴两虚型、气阴两虚火旺型、阴阳两虚型、阴阳两虚火旺型、血瘀型七个证型治疗。

1991年，全国中医糖尿病学会辨证标准协作组将糖尿病分为五期五型论治，即糖尿病前期（Ⅰ期）、糖尿病症状期（Ⅱ期）、合并症早期（Ⅲ期）、合并症中期（Ⅳ期）、合并症重危期（Ⅴ期）。

中医一直坚持整体观的原则，认为糖尿病是多系统、多器官受损，所以采用理、法、方、药、养五位一体的“治疗系统”。中医并不一味强调降血糖，认为应该以人为本，改善烦躁、疲乏、多汗、失眠等症状，进而将血糖、血脂、血压、体重等控制在合理水平，以保持一颗平和的心态、精力充沛的生活为原则，从而达到控制糖尿病进而健康长寿的目的。

精彩对话 ▼

“中医讲究整体辨证，追求全身整体的调理。它降糖虽然来得慢，但是缓和而持久。”

“是的，中医是从根本上来调节血糖。不是把血糖压下去，而是从源头上解决掉。”

三、未来——中医治疗糖尿病将越来越受到国际认可

中国社会科学院专家曾说：“中国传统文化在世界文化中是体系最完整的，中医药的理念和方法、特色和优势更有利于现代社会中人与自然、他人的和谐发展。”可见，中医药具备了广义文化的属

性，随着我们国际地位的不断提升，中医走向世界是大势所趋。

但目前中医治疗糖尿病在国外的发展并非一帆风顺，原因主要表现在以下两个方面：

其一，西方主流社会对中医缺乏了解。以美国为例，虽然有中医大夫在美国进行糖尿病的治疗工作，但是一直没有进入社会主流圈子，仅仅局限于亚裔人群，其中又多局限于华裔。除此之外，亚裔之外的美国人对中医缺乏了解，甚至一无所知。没有了解就没有信任，缺乏信任自然会被排除在选项之外。庆幸的是，美国是一个多元文化国家，医疗文化也具有极强的包容性，因此中医虽然不被主流认可，但是依然活跃在小范围人群内，并且日益影响着主流人群对中医的认识。

其二，西方的医疗制度较为严格。美国拥有世界上最严格的新药批准体系，每一种新药从走出实验室到走进药房，需要12年左右的时间、花费数亿美元，历经临床前试验、研发中新药申请、临床试验Ⅰ期、临床试验Ⅱ期、临床研究Ⅲ期、新药申请等阶段，然后才能获得批准并合法销售。这可谓是一个长期、艰难而昂贵的进程。如果医生建议患者吃了未经许可的药物导致某些问题，很可能被吊销医师执照。这种情况下，医生通常都选择批准的药物。而恰恰大部分中药尚未得到批准，美国的医生自然不敢使用。

俗话说，只要是金子，到哪里都会发光。中医历史悠久，博大精深，有着深厚的文化底蕴，数千年来为亿万劳动人民的健康保驾护航，取得了累累硕果。相信在不久的未来，中医和中药会在世界医学舞台上赢得属于自己的一片天地。

事实也证明了这一点。2010年7月，路透社一篇名叫《聂文涛医生的糖尿病干预技术》的文章中，对中医治疗糖尿病进行了正面报道。这篇报道基于聂文涛医生的著作《驯服血糖》，是美国主流媒体首次对中医治疗糖尿病的效果进行的报道。该书对2型糖尿病、糖尿病并发症和1型糖尿病的治疗介绍，是路透社报道的重要内容。

此外，报道引用《驯服血糖》一书的内容告诉西方民众，一位生活在中国黑龙江省、有10年糖尿病史的1型糖尿病患者，是如何通过中医组合干预技术治疗获得良好效果的。这个病例可谓意义重大，不仅对西医标准下轻视中医糖尿病治疗方法的观点进行了有力的回击，而且证明了中医治疗糖尿病的效果是不容置疑的，更重要的还在于，它让深受糖尿病折磨的患者看到了希望，从而引起了西方医学界及民众的普遍关注。

是呀，为了让中医走向世界，几代中医工作者不懈努力，朝着这一目标奋斗矢志不移。我们从中医现代化的角度出发，投入了大量的人力和物力，对中药的有效成分进行科学的分析和试验；我们引进西方循证医学方式，对临床数据进行科学的记录统计；我们不遗余力地建立学科标准、组织国际学术交流……这些努力，让世界逐步看到了中医药技术信息和中医的效果。

与西医不同，中医讲究顺应自然、身心兼修，追求医药相配，治养相协；不仅以药物养生，而且以情志养生。因此在预防和治疗糖尿病方面，与西医相比呈现出截然不同的魅力，方法上显得独辟蹊径，效果上令人喜出望外。其实，这一切都建立在中医的独特理念之上。中医，正在走向世界！

精彩对话▼

“西医批评中医不能治疗急症，是这样的吗？”

“复方丹参滴丸就是治急症的。复方丹参滴丸是首例完成美国食品和药物管理局（FDA）三期临床试验的中成药，大概2015年上市，这是我们中国人的骄傲。”

-2-

治疗糖尿病，西医好还是中医好

前文我们讲到，中医历史悠久，博大精深，有着数千年的文化底蕴，可是到了19世纪，西医开始逐渐对中医产生影响；到了20世纪，西医开始取代中医在中国的统治地位，时至今日发挥着无可替代的作用。因此，关于看病选中医还是西医的问题，一直都是当今人们热议的话题。那么，在糖尿病的预防与治疗方面，又该如何在中医和西医之间进行选择呢？

一、三种观点

当前，国人对于“中医好还是西医好”主要有三种观点：

第一种认为中医比西医好，第二种认为中医和西医一样好，第三种认为西医好过中医。

放到具体生活中相对应的就是，第一种人首选中医，注重身心的调理，寻求身体的平衡；第二种人则因时因地制宜，譬如急诊选择西医，常规疾病选择中医；第三种人则首选西医，除非西医已经无药可救，否则不大可能寻求中医的帮助。

其实，中医西医孰优孰劣，不能一概而论。西医讲究标准化治疗，人才培养可以速成；中医讲究辩证治疗，追求一种整体观极强的医疗体系，人才培养难度较大。客观而言，两者各有优劣，难分胜负。古代四大传统医学只有中医流传到现在，就是对中医最好的证明。

可能有患者要问，那么中医治疗糖尿病相比西医究竟有什么特色呢？怎样才算有治疗效果？

关于这些疑问，其实不能一概而论，得具体问题具体分析。中医理论对糖尿病病因的解释与西医有较大差异，当然其治疗理念、用药的指导思想也大相径庭，判断疗效的标准也不一样。

首先，从用药方面来看，西药的降糖效果立竿见影，用药方便，这是西医的一大优势。目前绝大多数患者日常主打用药是西药，某些中成药中也会加入降糖的西药成分，例如消渴丸。

然而，现在因为有了高效的降糖药物和手段，高血糖已经不是直接威胁糖尿病患者生命的关键所在了。有糖友感叹："即使血糖长期控制得很好，并发症的出现仍不可避免。"西医也不得不承认，目前糖尿病的治疗已跨入并发症时代。西医最伟大的成就在于治"标"，但这却也是西医治疗糖尿病的盲点。

相比之下，中医治疗糖尿病的特色着重于整体辨证、全身腑脏生理功能的调整，结合运用中药、推拿、针灸等中医治疗方法，可以从根本上让血糖控制得更稳定，减轻疾病带来的痛苦，提高生活的质量。

其次，血糖的控制标准也有差别。国际标准与中国标准有所不同，至于控制到什么标准，也要依据人的身高、体重和病程的长短，以及有没有并发症和相关的各种风险监测做出断定。

比如说一个十来岁的小孩子，血糖当然是控制得离标准值越近越好，因此标准越严格越好，否则随着年龄的增长，血糖的波动会更严重地损伤脏器，影响孩子的生长发育。但对一个80岁的老人而言，如果高血压、心脏病、肾病都有，血糖相对来说会高一点，标准可以适当放松一点。

简而言之，每个人的年龄不一样，并发症不一样，身体状况不一样，标准也是不一样的。所以，血糖控制标准和治疗效果，都要因人而异，综合评价。

专家观点▼

不要以为越古老的东西就越和中医有关，不要觉得中医就是土得掉渣，它是中华民族传统文化的一部分。中医一直在创新，在发展，在进步。

二、中医和西医都会出现骗局

前文我们提过，目前临床上尚未找到彻底治愈糖尿病的良方，不论是西医还是中医，都是如此。换言之，糖尿病尚是一个世界性难题，一旦患上便是终身相伴。当前，面对糖尿病更多是立足于前期预防和后期控制，以降低糖尿病的发病率、减少以至避免糖尿病并发症。

但是在现实中，一些别有用心的人以种种途径或手段，大肆宣扬某药物能够根除糖尿病，欺骗患者的感情，诱骗患者的钱财。部分糖尿病患者出于治病心切的心理，频频上当受骗，甚至为此贻误了治疗，损害了健康，给我们敲响了警钟。

骗局通常有两种方式：

其一，以西医为背景，宣称开发了某种产品，糖尿病患者不用再服用其他药物，只要购买他的产品，就无须再控制饮食，能够彻底治愈糖尿病。

这一骗局利用了糖尿病患者急于求治、期望摆脱终身服药的约束及渴望摆脱饮食控制的心理。遗憾的是，一旦患者真的听信这类谎言，不但摆脱不了糖尿病，反而可能因为中断用药、随便饮食而导致血糖、血压、血脂、血黏度及尿血酸升高，甚至引发血糖失控，导致并发症突发，后果简直不堪设想。据媒体报道，社会上已出现这样的案例。

其二，以中医为背景，谎称“祖传偏方，包治百病”，声称能够快速降糖降脂，可以彻底治愈各类糖尿病，帮助患者彻底摆脱长期以来服药的痛苦等等。

这一骗局利用了人们对中医认识不足的特点，以及患者对传统医学中所谓“秘方”的迷信心理。实际上，所谓的“秘方”本身就具有一定的欺骗性，目前也尚无某种中药处方可以治愈糖尿病，大多只能起到控制血糖的辅助治疗作用。对此，上当受骗的也不在少数。

所以，在这里我们有必要再次提醒各位患者，不管是用中医还是西医的方式，我们都应该明确这样一点，对于现阶段来讲，只要你的糖尿病的状况已经进入了中期，它就不可能彻底治愈的。请大家千万不要受骗上当。

三、中西医结合治疗糖尿病

有人认为中医是古老的代名词，与现代科技是格格不入的，其实这是一种误解。中医是很古老，这表现在它的历史极为悠久，但另一方面也不断进行着现代化的转变，因为科学技术的发展日新月异，中医必须紧跟时代的步伐，才不至于被时代淘汰。因此，当一些人纠结于是选择中医还是西医的时候，实际上中医与西医已经开始结合了。

比如CT，作为一项判断症状的检测工具，如今它已经不仅仅隶属于其中一方，很难以“中”还是“西”来评定。CT发明于20世纪70年代的西方，至今已经发展到了第五代。乍看CT属于西医，但在如今实践中，中医也会用到CT，或者利用CT检测到的症状作为治疗的基础。

中医与西医结合的典型案例，我们将在后文中详细说明。

总之，无论是中医治疗糖尿病还是西医治疗糖尿病，最终目的都是为了获得疗效。在尚无彻底治愈糖尿病方法的情况下，获得有效治疗便是成功，便是造福糖尿病患者，便是为人类的健康事业立功。因此，中西医之间的融合，包括检验标准的融合，科技设备的融合，都是不可阻挡的发展趋势。

精彩对话

“中医有治疗糖尿病的方法，西医也有，那么中西医能不能结合在一块呢？能的话效果会怎么样？”

“六位一体治疗模式就是中西医结合的产物，是我们研究了20多年的成果，已荣获国家科技进步奖。这就证明了，实现有效治疗是没有问题的。”

-3-

“六位一体”疏肝调气法

“六位一体”疏肝调气法是经过20多年潜心研究，结合中西医不同的特点而创造出来的。在治疗过程中，既涉及中医标准、理念及方法，也涉及西医标准、理念和方法，两者之间已经“天堑变通途”，合二为一。

一、何谓“疏肝调气法”

疏肝调气法脱胎于从肝论治糖尿病的思想。中医认为，肝脏功能一旦失调，就会导致肝气郁结，化火伤阴，进而影响肺脏功能，因而耗伤肺金，须多饮应对；伤到胃脏，就会多食；肾阴虚了，就会多尿；影响了脾脏的功能，就会消瘦。此为中医理解的“三多一少”。

《黄帝内经》说：“肝者，罢（疲）极之本。”意思是说，肝脏是最能耐受疲劳的脏器。糖尿病患者在前期出现疲劳症状，与肝脏关系密切。

中医认为，人体各个脏腑、经络、组织器官的功能活动全依赖于气的升降出入，又称气化，而肝的疏泄正是保障气机升降出入至关重要的因素。肝脏是位居中间的一个脏器，上是心和肺，下是脾和肾，如果肝脏这个中间环节出现问题，上下是难以畅通的，病理机制就会出现，从肝论治糖尿病正是这个道理。

专家观点

人活一口气，人的生命活动就是靠着气化，肝脏对气化功能而言是非常关键的脏器。

因此，肝的疏泄功能保持正常则全身气机调畅，气血和调，经络通利，脏腑组织器官各项功能活动都维持正常，各种代谢也正常进行。反之，血糖等精微物质将难以随清阳之气输布周身，进而淤滞于血中，就会出现高血糖；或不降而降，精微下泻，就会出现糖尿；脂肪、蛋白质等其他精微物质输布紊乱，就会引起并发症。

以疏肝调气为法治疗糖尿病，就是要顺肝条达之性，肝气条达，气机调畅，精微输布，人体内的糖得到充分利用，血糖自然而然便会下降。

疏肝调气法的治疗理论现已作为一项国家科技成果成为“八六三”重点推广项目。随着进一步推广和完善，相信在不久的将来能够取得更好的成绩，为糖尿病患者带来更多的福音。

二、何谓“六位一体”

在疏肝调气法的基础上，中医专家进一步加以完善，提出了“六位一体”。“六位一体”的核心便是以疏肝调气法为主轴的科学治疗，即我们前文提到的科学预防、科学确诊、科学治疗、科学饮食、科学运动和情绪与自我管理。

科学预防：向糖尿病危险人群及患者开展科普教育，早预防、早发现、早治疗；定期免费向危险人群及患者进行健康普查，引导他们认识糖尿病，了解糖尿病。

科学确诊：依据科学、全面的指标检测，如胰岛素释放试验和C-肽兴奋试验、糖耐量试验和胰岛素受体结合率测等等，同时参考个人及其家庭的病史，科学诊断糖尿病。

科学治疗：以“疏肝调气法”作为理论指导，根据糖尿病病情的程度不同，分别针对易患人群、轻度患者、中度患者、重度患者和危重患者运用不同的治疗方法。

科学饮食：在保证患者营养需求的基础上，将血糖控制在合理水平，具体来说即根据体重等因素控制摄入的热量，根据所需热量安排各营养成分，科学地安排一日三餐的饮食。

科学运动：把运动疗法作为治疗糖尿病的基础性疗法之一，并提高到与药物疗法具有同等重要的位置，以达到纠正体内代谢紊乱，维持标准体重，改善心脏等脏腑功能，稳定患者情绪，提高战胜疾病的信心的作用。

情绪与自我管理：了解情志因素对糖尿病治疗的影响，通过各种方式引导患者保持情绪稳定、心情舒畅，从而满怀信心地面对糖尿病，以利于糖尿病的预防和治疗。

任何方法只有在实践中收到实效，才能证明它的价值。“六位一体”疏肝调气法的疗效在临床中不断被证实着。以2型糖尿病为例，轻度之前以中药治疗为主，中度、重度后采用中西结合的方法。经过一个或数个疗程之后，患者血糖值显著下降，胰岛素分泌能力显著提高，患者的胰岛功能渐渐恢复正常，从而不容置疑地证明了它的作用与意义。

因此，“六位一体”疏肝调气法是一个完整的、系统的治疗糖尿病的模式和方法，可以复制，可以模仿，容易获得更多人的接受和认可，利于更大范围地推广和应用，这正是它能够获得国家科技进步奖的原因。

-4-

控制肥胖的瘦腹法

除了疏肝调气法，近年来还有一种治疗糖尿病的方式赢得了不错的口碑，那就是瘦腹法。

肥胖对于糖尿病的不利影响已是人所共知，前文我们曾提到过，腹部型肥胖者的发病率甚高。腹部型肥胖是指人腰腹部过胖，脂肪主要沉积在腹部的皮下及腹腔内，因此更易导致胰岛素抵抗，产生2型糖尿病分子机制。瘦腹法便是立足于肥胖潜在的危机，力求通过腹部瘦身以达到预防和治疗糖尿病的目的。

为了达到瘦腹的目的，中医从饮食、运动和用药方面提出了自己的观点。

一、控制饮食，降脂降糖

对于腹部型肥胖者而言，节食是必不可少的一环。然而，单纯地减少摄入量显然是痛苦的，一般情况下谁能忍得住饥饿呢？因此，瘦腹法另辟蹊径，控制饮食的原则不变，但是具体的实施办法与传统的减肥截然不同。

首先，吃容易产生饱食感的食物。例如木耳、蘑菇、魔芋等，这类食物的特点是占胃而不好消化，能够增加人的饱食感，只需要

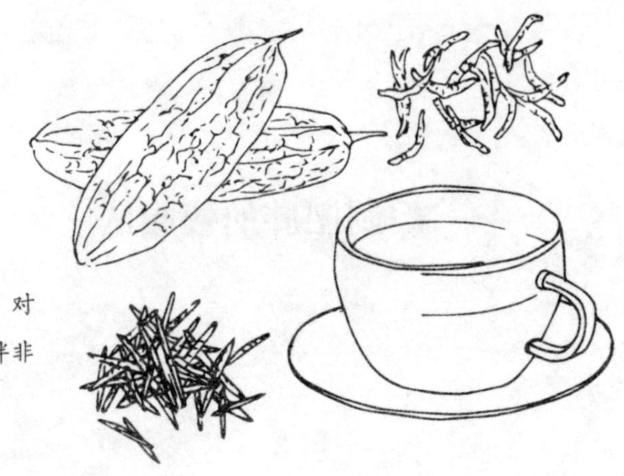

吃苦味的食物，对治疗腹部型肥胖非常有效。

吃一点点便能撑满人的胃，达到减少食物摄入而又不会让人感到饥饿的目的。

其次，食用与“甜病”相对的东西。例如野菜，各类野菜多偏苦，与糖尿病这样的“甜病”相对；中药治疗糖尿病最有效的是黄连，因为最苦；喝茶用苦丁茶，因为苦丁茶是茶类中最苦的；蔬菜里要吃苦瓜，因为苦瓜是蔬菜类里最苦的。不怕吃“苦”，对治疗腹部型肥胖非常有效。

再次，食用有助于控制血压和血脂的食物。例如洋葱，对降低血压、血脂很有效。食用洋葱，既可以将其打碎泡在红酒里泡成洋葱酒，也可以凉拌或者清炒。例如山楂，对于调脂、降压都非常有益，可以将山楂煮好后加入一些调味剂放到冰箱里面存着，然后每天吃上一小碗。还有腊八蒜，将蒜瓣用老陈醋浸泡半月，便可随时食用，可以预防心血管病，软化人体血管。

最后，主食以粗粮为主。比如荞麦、玉米、高粱米等，相比那些特别精细的米面，粗粮含有更多的粗纤维，不仅有利于消化，而且含糖量较少，不像碳水化合物一般容易使人发胖。

专家观点▼

糖尿病是一种代谢性疾病。只要把糖和脂的代谢问题解决好，一切问题就都不会出现。

二、灵活多样，加强运动

除了注意饮食，腹部型肥胖者还应加强运动。但不是所有的腹部型肥胖都需多做运动，人与人之间存在一定的个体化差异，要根据不同患者的不同情况区别对待，灵活多样地选择合适的方式。

例如体质较弱的患者，剧烈运动显然是不合适的，否则越运动越消耗，越消耗气越不足。应该以养气为主，打太极拳、散散步反而更加适合。

作为一种全身性的均匀运动，游泳也是不错的运动方式，不过对腹部肥胖型患者而言，一定要注意游泳的速度和距离。超过1500米，速度较快，相对来说就是剧烈运动；控制在300米左右，速度较慢，就是非剧烈运动。具体的速度和距离，要因人而异。

书法、绘画、打坐是静养，静养对部分腹部型肥胖者极为适合，尤其是年龄偏大者。这类人群不适合做剧烈运动，白天外出散步，晚上回家打坐、练字、练画，往往能收到更好的效果。

总之，运动要坚持个体化的原则，不可千篇一律，这正是中医的特色之一。

三、科学治疗，定期体检

利用瘦腹法治疗糖尿病，谨遵医嘱服用合适的中药是必不可少的。中医用药，讲究辨证、配伍，对配伍禁忌极为在意，如此可以将不良反应降到最低，提高药效。在此过程中，患者应多听医生建议，按照医嘱服药用药，切忌自行更改药方，或者随意使用来历不明的方子。

在科学治疗的基础上，要坚持定期体检。体检的目的是了解身体的最新状况，血压、血脂、血糖等关键指数是高是低，体质、体态、体型是好是差，都是体检时需要注意的问题。以此，我们可以把握此前饮食、运动和用药的效果，从而为下一步的饮食、运动和用药方案提供一定的依据。

对于腹部型肥胖者而言，最失望的可能就是减肥失败，体重再次反弹，此类案例不胜枚举。因此，运用瘦腹法治疗糖尿病重在持之以恒，同时饮食因地制宜。实际上，中医治病理念一直坚持标本兼治的原则。运用瘦腹法治疗糖尿病，并不限于控制腹部肥胖，还要控制血压、血脂、血尿酸等，以一种综合治理的态度面对糖尿病及其他相关潜在病症。

-5-

求医须先求己：糖尿病患者的自我调理

俗话说，求人不如求己。意思是说与其求助别人帮忙，不如自己着手解决。适当寻求帮助当然是必要的，但并不是任何事情都能借助他人之手得到自己想要的结果。对糖尿病患者来说，无论是求助西医还是求助中医，都应该首先树立一种自我调理的意识。

糖尿病患者进行自我调理，主要包括饮食的自我调理、运动的自我调理及心理的自我调理，它们都是无法由别人来代劳的。

专家观点 ▼

所有的医疗手段对疾病而言都只是一种辅助，医生治的是病，治不了人。患者的心态、情绪，对治疗糖尿病非常重要。

一、自我调理时吃什么

民以食为天，糖尿病患者每天面对的第一件事就是饮食，因此饮食的自我调理理应摆在首位。

1.控制热量的摄入，合理配餐。糖尿病患者的饮食须是低热量饮食，一般要求低脂肪及适量的碳水化合物和蛋白质，例如：

粮食一般控制在每天4～8两，年轻人或体力劳动者可适当增加一些。

肉类无须禁食，否则容易引起营养不良，但应选择脂肪或胆固醇较少的鸡肉、鱼肉、瘦猪肉、瘦牛肉和瘦羊肉为宜，每天控制在1～3两为佳。

豆制品可补充人体蛋白质，对血糖影响不大，糖尿病患者可以多食，如果已经发生糖尿病肾病或有痛风高尿酸，就不宜进食。

蛋类不宜多吃，鸡蛋每天1个即可，过多会增加胆固醇。

牛奶每天的摄入量可以有250～500毫升，能补充蛋白质、维生素和钙。

蔬菜以绿色蔬菜为宜，多吃无碍，其他如苦瓜、西葫芦、西红柿、胡萝卜等都可适当食用，蒜苗、扁豆等含糖量较高的蔬菜就不宜多吃了。

水果对糖尿病并非禁忌，含糖低的水果尤其如此，但不宜在正餐前后吃，午睡后或晚睡前作为加餐最为合适。

油类建议用植物油，减少动物油的摄入，此外油脂较多的零食尽量不吃，煎、炸、烧、烤类的食物也应控制。

2.定时定量，少食多餐。糖尿病患者的进食时间和数量应该相对固定，而且不宜一次摄入太多。每天多吃几顿，每顿少吃一点，可以避免血糖骤然升高。

3.清淡为主。糖尿病患者饮食适宜清淡，可减少高血压和水肿发生的几率。摄入过多的甜食、咸食，或者食物过于油腻、辛辣，容易导致血糖、血压升高，或者内火上升，对患者身体不利。

二、运动时应注意什么

生命在于运动，这个道理对糖尿病患者同样适用。

运动不仅有利于增加肌肉组织对葡萄糖的利用，还可以达到降低血糖的目的。那么，糖尿病患者在进行运动的过程中，应注意哪些事项呢？

运动开始前，建议去医院做一个系统全面的身体检查，了解血糖、血压、糖化血红蛋白、肾功能等与糖尿病相关的脏器的状况，听取医生的专业意见，从而根据自身的情况决定运动方式、运动量以及运动时间。部分患者可能因为年纪偏大，或者患有心肺功能障碍等症状，就并不适合运动或者必须减少运动量。

另外，运动类型应根据自身条件和生活环境，因地制宜，因人而异。总的来说，建议选择安全便利的运动形式，例如散步、太极拳、静坐等轻度运动，快走、健身操、骑车等中度运动，爬山、游泳、跳绳等强度运动。

运动过程中，很多事项要注意：

运动正式开始前要做10分钟左右的热身，开始后遵循速度由慢到快、强度由小到大的原则，持续时间最好限定在半个小时之内。

选择包裹性和通气性较好、柔软舒适的鞋袜，运动场地应该较为安全，最好有运动伙伴一起。

夏季运动要注意补水，穿着棉质衣物，冬天则要注意保暖，避免着凉感冒。

运动结束时不要立即停止，做10分钟左右的恢复活动，逐渐放慢节奏。

如果想增加运动量或者提高运动强度，应循序渐进，根据体质的增强和身体的适应程度逐步进行。

此外，做好运动记录也非常必要，定期监测运动前后和运动期间血糖值的变化。

糖尿病患者的运动时间和强度也有一定的要求。一般来说，餐后一小时进行运动比较合适，有利于降低餐后高血糖。

由于个人体质以及身体状况有所区别，具体时间和强度因人而异，适宜的大致标准是：运动时全身发热，有微汗，有轻度的肌肉酸痛；运动后食欲正常，睡眠良好，第二日感觉精力充沛，有运动的欲望。

三、心情不佳时怎么办

古语云："人逢喜事精神爽，闷向心来瞌睡多。"糖尿病患者的心理状态和精神状况，一定程度上也能影响治疗的效果。因此，一旦出现心情烦躁、绝望疲惫的现象，必须尽快自我调理。

临床中发现，糖尿病患者在确诊之后，多少会出现悲观失望、急躁易怒、心情郁闷等心理问题，造成精神状态不佳、情绪低沉，甚至导致性格出现较大变化，或掉以轻心，或自暴自弃，使得病情更加恶化。现代医学也已证明，积极乐观的心理是有助于控制和治疗糖尿病的，原因正在于糟糕的心理状态下人体会分泌肾上腺素，而肾上腺素会抑制胰岛素分泌，致使血糖升高。

因此，糖尿病患者应调理好自己的心理状态，除了全面了解糖尿病和自身情况，配合医生进行治疗外，还应加强自我调理，树立起战胜疾病的决心、信心和恒心，积极调动自身的有利条件，先从精神上战胜疾病。精神上战胜了糖尿病，也就成功了一半。

糖友如是说▼

引吭高歌、喜气洋洋的时候，叫情绪高涨；垂头丧气、没精打采的时候，叫情绪低落。这两种不同的心情和状态对糖尿病的治疗作用有天壤之别。

| 第七章 |

可怕的并发症

糖友们常挂在嘴边的一句话是：糖尿病并不可怕，可怕的是并发症。事实正是如此。糖尿病是一组由多病因引起的以慢性高血糖为特征的终身性代谢性疾病，其本身并不一定会对人体造成危害。但是，长期高血糖会损害大血管、微血管，并危及心、脑、肾及周围神经、眼睛、足等。目前，糖尿病是并发症最多的疾病，预防糖尿病并发症刻不容缓。

-1-

糖尿病足的预防与护理

所谓糖尿病足，是指糖尿病患者因神经病变而失去感觉，或者因缺血而失去活动能力，合并感染导致的足部疾患。最常见的后果是慢性溃疡，最严重的结局是截肢。

糖尿病足是糖尿病最为常见的并发症之一。作为一种多系统疾病，糖尿病终究要寻找靶器官作为攻击的目标，而足部则是最易受到攻击的人体器官之一。糖尿病会引起患者周围神经病变与外周血管疾病，导致足部软组织及骨关节系统破坏与畸形，从而引发一系列足部问题。从已掌握的临床数据来看，糖尿病足包括轻度的神经症状和严重的溃疡、感染、血管疾病、Charcot关节病和神经病变性骨折等。针对上述并发症，如果不能施以有效的治疗，后果不堪设想。

一、预防是最好的治疗

糖尿病足的预防主要从以下几点着手：

第一，严格控制血糖。将血糖保持在正常范围内，就可以从根本上预防糖尿病足。因此预防糖尿病足首先得控制血糖，而控制血糖首先要节制饮食，其次是适当运动，最后坚持服用降糖药。关于这一点，前文较多阐述，此处就不再赘述。

第二，做好足部检查。每日检查足部，看是否有擦伤、裂伤、水疱等损伤，尤其要注意脚趾缝及脚底部位。对于糖尿病患者而言，细小裂伤都可能引发感染，轻微损伤都可能导致严重的坏疽。

第三，选择合适的鞋、袜。鞋子尽量选择松、宽、软的布鞋或者透气的皮鞋，凉鞋和高跟鞋当尽量避免，保持鞋子处于干燥状态；袜子首选棉线袜或毛袜，要勤洗勤换，有松紧口的袜子不可穿，以免影响足部的血液循环。

第四，每日坚持泡脚。泡脚时要用温水和中性肥皂，水温以不超过40℃为佳。浸泡时间不宜过长，5～10分钟即可。擦脚要用柔软的干毛巾，脚趾缝里不要残留水分。如果天气较凉，擦干后多穿双袜子或者使用护脚套，不得使用电热毯或热水袋。

第五，其他一些细节。避免烈性消毒药水，例如碘酒；有损皮肤的胶布应少用，不用最好；修剪指甲、胼胝或鸡眼时，一定要防止损伤；患有脚癣的，一定要尽快彻底治好。此外，绝对禁止吸烟，不论是主动还是被动吸，以免因吸烟造成血管痉挛而加重缺血。

第六，及时就医。一旦足部发生外伤或者破溃，应该及时就医。如果出现较为严重的溃疡或者坏疽，一定要在做好清创的同时进行辅助治疗，以使溃疡、坏疽尽快愈合。

除了上述预防措施外，糖尿病足患者在日常生活还有不少需要注意的细节，要求我们在实践中不断总结和归纳，同时听取医生的专业指导意见。很多糖友为了预防糖尿病足，有意识地加强足部的自我护理，除了泡脚之类，还利用中医按摩，例如搓涌泉穴、胰腺反射区和脚趾头等，这是非常可取的做法，往往也有不错的效果。当然，自我护理时一定要听取专业意见，以防上当受骗购买某些器械，花钱事小，耽误健康事大。

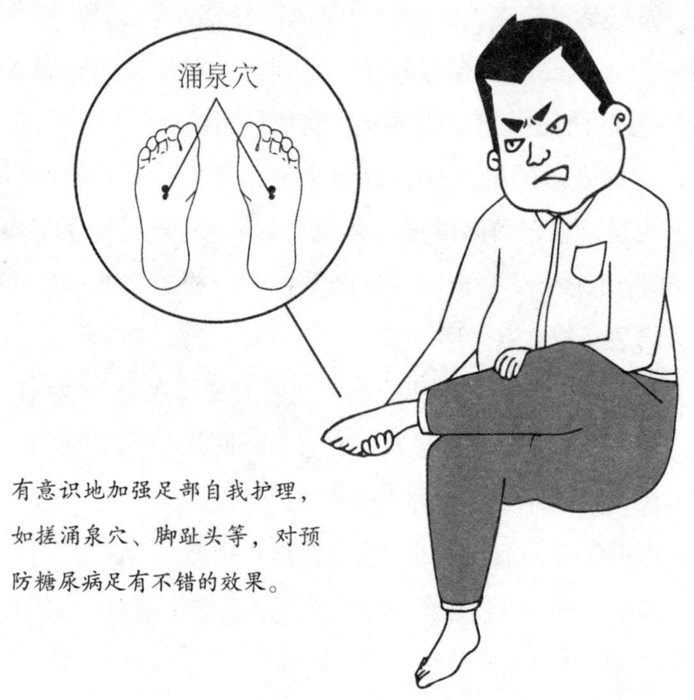

有意识地加强足部自我护理，如搓涌泉穴、脚趾头等，对预防糖尿病足有不错的效果。

精彩对话▼

"为什么糖尿病足的发病率那么高呢？"

"因为我们双脚承受着整个人体的重量，再加上静脉回流、血黏度增高、抽烟等等因素，就容易引发糖尿病足。"

二、确诊糖尿病足需要经过哪些检查

糖尿病足的临床表现主要有神经病变、血管病变、生物力学异常、下肢溃疡形成和感染，因此检查也需针对这几个方面进行。

第一，查体。双下肢膝关节以下部分要彻底检查，每年至少要进行一次，高危人群检查的频率要更高一些。除了观察记录步态异常、鞋子的磨损情况，有无外物突入鞋内部、血管搏动、毛发生长、皮温和毛细血管再充盈情况，有无水肿或是炎症，还应检查关节的稳定性和肌肉的力量。

第二，神经学检查。主要检查反射、运动和感觉功能。定性的感觉检查可通过轻触觉、两点辨别觉、针刺觉和本体感觉实现，定量的感觉检查可使用Semmes–Weinstein尼龙单丝进行压力检查。

第三，血管检查。动脉多普勒超声是最为常用的非侵入性检查，其他血管检查还包括皮肤灌注压和经皮氧分压的测定。无论采用哪种方式检查血管，都要严密注意相应指数，不可粗心大意。

第四，实验室检查。除了检测血红蛋白A1c（糖化血红蛋白）是升是降外，还应检查血清总蛋白、血清白蛋白及总淋巴细胞计数，以了解是否利于组织愈合，并依此决定治疗方案。

第五，影像学检查。普通X线主要用来评价骨折、骨溶解、骨破坏、脱位和足踝部骨性结构改变的情况；CT主要用于评估皮质骨的细节和改变，以及评估软组织疾病；MRI用于由各种原因造成的软组织和骨组织改变，例如应力骨折、骨髓炎或神经性关节病变。

专家观点▼

造成糖尿病足的原因有：

1. 神经病变；
2. 血管病变；
3. 足感染。

三、糖尿病足如何治疗

通过上述专业检查，患者可以准确地了解自身的健康状况，无恙则继续保持，抱恙则需展开治疗。因此，检查不仅是健康的保证，也是进行治疗的基础。那么，如果不幸患上糖尿病足，应该如何治疗呢?

第一，溃疡的治疗。糖尿病足损伤临床上有6个分级，0级伤口存在溃疡的风险，可通过改善鞋袜等解决；1级伤口需在0级的基础上进行使用全接触石膏和恰当的溃疡伤口护理；2级、3级伤口需要进行手术干预，其中3级伤口需要使用抗生素，还可能截肢。

第二，感染的治疗。出现严重的感染或者有脓肿的伤口，应当积极地清创，清创不仅限于表层皮肤组织；伤口感染严重的，通常需住院进行静脉抗生素治疗，此外可考虑请感染科医生会诊。

第三，Charcot关节病的治疗。Charcot神经关节病多行保守治疗，非手术治疗成功率超过70%。急性Charcot关节病的治疗则包括严格抬高患肢、禁止负重、制动，使用并常换石膏，石膏应持续使用至患者进入慢性期。

糖尿病足在美国同样非常普遍，成年人中非外伤性截肢60%是由糖尿病引起的，每年有超过5万美国人因为糖尿病截肢。

患糖尿病足是不幸的，但是如果做好预防、检查和治疗，是可以最大限度地降低发病率，并能早发现早治疗，赢得更多的健康时间。

糖友如是说▼

我们院就有一个老头是因糖尿病足去世的。老叫唤，一声接一声地喊，疼，真的是疼！非常痛苦！

-2-

警惕糖尿病眼部并发症及糖尿病肾病

除了糖尿病足外，最为常见的糖尿病并发症还有糖尿病眼部并发症和糖尿病肾病。糖尿病足与心脏病、脑血管病归于大血管并发症，视网膜病变、糖尿病肾病及糖尿病神经病变则划归小血管并发症。

一、糖尿病眼部并发症

糖尿病眼部并发症主要有糖尿病性视网膜病变、与糖尿病相关的葡萄膜炎和糖尿病性白内障。下面我们主要聊一聊糖尿病性视网膜病变。

糖尿病性视网膜病变是一种具有特异性改变的眼底病变，是糖尿病最严重的并发症之一。糖尿病性视网膜病变是糖尿病性微血管病变中最重要的表现，临床上以是否出现视网膜新生血管为标志。其病因在于，糖尿病患者的胰岛素激素及细胞代谢异常，引起眼组织、神经及血管微循环改变，从而造成眼部营养缺失和眼睛功能损坏。患者会出现严重的视力障碍，甚至失明。

因此，加强糖尿病性视网膜病变的预防检查非常重要。常见的检查有定期测定血糖水平，以监控糖尿病病情的发展；检测胆固醇、血脂水平；眼底荧光血管造影；视网膜电图振荡电位；等等。

加强糖尿病性视网膜病变的治疗主要从以下几个方面着手：

药物治疗，以降低血糖、血脂、血压等，从而改善视网膜和眼部状况；光凝治疗，以退化和阻止新生血管再生，并减少黄斑水肿；冷凝治疗，作为不适合做光凝治疗的患者或光凝治疗的补充疗法；玻璃体切割术，适用于玻璃体出血及严重的增殖性病变。此外，还有光凝治疗出现之前较为常用的垂体摘除。

根据临床数据统计，当前非外伤性的眼部失明几乎都是糖尿病造成的。很多糖友患血管瘤、白内障等眼部疾病，导火索就是糖尿病。很多医院要求患者根据自身状况，定期复查眼底。早期很多医院甚至提供免费的检查服务，看看眼底有没有血管瘤，有没有渗出，等等。但是在现实中，不少人直到发生交通事故，才意识到自己眼睛出了问题，才发现视网膜病变，然后才发现患了糖尿病。

另有一位糖友因为糖尿病引发微型血管瘤，在是否做激光治疗的问题上，因为害怕瞎眼而心生恐惧感，于是到处向病友打听利弊，向医生咨询优劣，犹豫不决了许久才下了决定，以搏一把的心态进行了手术。好在结果较为满意，但是那个充满疑虑、恐惧的过程至今令她记忆犹新。

精彩对话 ▼

“成年人非外伤性眼部失明，由于糖尿病造成的大概占百分之多少？”

“非外伤性眼部失明，几乎都是糖尿病造成的！”

二、糖尿病肾病

在做糖尿病眼部并发症防治过程中，时常会涉及肾脏的检查。作为另一常见糖尿病并发症，糖尿病肾病与视网膜并发症可谓是“难兄难弟”。

糖尿病肾病是一种较为棘手的肾脏疾病，因此及时防治意义重大。受制于当前的技术条件，糖尿病肾病的病因和发病机制尚不明确，大部分专家认为，它是多因素参与、在一定遗传背景以及部分危险因素的共同作用下引发的。这些因素主要包括遗传因素、肾脏血流动力学异常、高血糖造成的代谢异常、高血压、血管活性物质代谢异常等等。

根据糖尿病肾病的病程和病理生理演变过程，我们通常将之分为以下五期：

肾小球高滤过和肾脏肥大期；正常白蛋白尿期；早期糖尿病肾病期（又称持续微量白蛋白尿期）；临床糖尿病肾病期；终末期肾衰竭。

根据不同病期，糖尿病肾病的治疗在临床上主要针对以下几方面进行：

第一，控制血糖，可部分改善异常的肾脏血流动力学；

第二，控制血压，可选用血管紧张素转化酶抑制剂或血管紧张素受体拮抗剂等降压药物；

第三，饮食疗法，建议以摄入优质蛋白为原则，以高生物效价的动物蛋白为主；

第四，终末期肾脏病的替代治疗，进入终末期肾衰竭者可行肾脏替代治疗；

第五，器官移植，对终末期糖尿病肾病患者而言，肾移植是目前最有效的治疗方法。

有些患者说，我尿里边没有蛋白，没有加号，血压没事，腿也不肿，我肯定没有肾病。

其实这是一个误区，很危险的误区。肾脏微量白蛋白的减少，微量白蛋白是诊断早期肾病的主要指标，微量白蛋白高还可以治愈，一旦尿里没有蛋白了，肾功能改变了，高血压、水肿都出现了，表明肾病已经处于中期甚至晚期，治疗起来将非常困难。当前，糖尿病肾病已成为糖尿病患者致残、死亡的主要原因之一，要求我们必须严加注意，只有这样才能将致残、死亡率降到最低，才能保护好患者的健康。

除了上一节提到的糖尿病足，此节聊到的糖尿病性视网膜病变和糖尿病肾病，其他并发症同样屡见不鲜，如胃轻瘫、胃肠神经病变等。在我们的健康遭到攻击的时候，预防和治疗成了最为积极主动的选择。

专家观点▼

小血管并发症主要包括：

1. 视网膜病变；
2. 糖尿病肾病；
3. 糖尿病神经病变。

大血管并发症主要包括：

1. 心脏病；
2. 脑血管病；
3. 糖尿病足。

-3-

综合治疗——糖尿病及并发症最好的选择

一位大妈很不幸，她的脚溃烂了，最后截了肢；另有一位患者眼睛出现问题，因治疗结果并不理想，后来转到一家糖尿病专科医院检查，才得知是糖尿病眼部并发症，很快得到了有效的治疗。

上述两位患者，前者得了糖尿病足，后者得了视网膜并发症，同是糖尿病引起的常见并发症，为何结果有天壤之别呢?

关键在于，前者头痛医头、脚痛医脚，后者则获得了综合治疗。

一、什么是综合治疗

关于糖尿病并发症的综合治疗，很多人还有些懵懵懂懂。因此，向糖尿病患者普及综合治疗的概念和理念，是非常必要的。

对医院运行机制有所了解的人都知道，医院分科较细，综合医院尤其如此。一般来说，眼睛出了问题由眼科分管、眼科医生主治，可是如果眼病是由糖尿病引起的，眼科医生通常会建议患者转到内分泌科。内分泌科尤其是专治糖尿病的科室，科室结构更加系统全面，在一个科室里既有糖尿病医生，也有眼科医生，便可对患者进行全面的检查，患者无须从一个科室转到另一个科室，看完这个医生又去看另一个医生，在一个科室便能解决所有检查。这就体现了综合治疗的概念。

因此我们说，糖尿病是一个综合性的疾病，既涉及内科又涉及外科，内外都不可偏废。不能站在全局的角度看待糖尿病及其并发症，预防和治疗将事倍功半。

由于缺乏综合治疗的观念，人们时常会犯错误。

例如有的糖友在糖尿病检查过程中，仅仅关注糖尿病的前期症状，并不注意并发症的检查预防，因而错过了治疗并发症的最佳时机。实际上，糖尿病早期并发症的检查，很多项目不过是举手之劳，而且无须花费。

例如糖尿病足的预防，有经验的医生把患者鞋和袜子脱了以后，摸摸患者脚部皮肤的温度有没有改变，或者脚动脉有没有搏动，又或者看看整只脚的颜色有没有变化，基本上就能确定得八九不离十。

遗憾的是，大部分患者毫无这一意识，部分经验不足的医生也缺乏这一概念。

精彩对话 ▼

“如果我去一家综合医院，医生会介绍我做综合检查吗？”

“一般只有糖尿病专科医生才会建议你去做。如果医生不提醒，我们自己应该知道该做些什么检查——前提是得知道综合治疗的相关知识。”

因此，糖尿病的相关检查和确诊尽量去专科医院，并发症的预防与治疗更应如此。

此外，患者自己一定要对综合治疗有清晰明了的认识，并将这一理念付诸实施。有一位女士综合治疗的意识较强，她去医院做检查，开了十多张单子，部分是她自己向医生坚持开的。在出现糖尿病眼部并发症之后，她每三个月检查一次眼底，另外不管大夫要求不要求，她都坚持检查一次心电图。这种强烈的自我保护意识，值得每一位患者学习。

前文中我们讲到“三级预防”的概念：没有糖尿病预防糖尿病，是为一级预防；患糖尿病后预防并发症，是为二级预防；出现并发症后力争让并发症好转，是为三级预防。从某种角度来看，糖尿病及其并发症的综合治疗与三级预防是相融相通的。

二、综合治疗有何意义

下面我们就以糖尿病足为例，说说综合治疗原则的意义。

作为一种跨学科疾病，糖尿病足的病理生理机制比较复杂，表现为神经病变、血管病变、感染及其引起的溃疡或坏疽，以及足的结构和生物力学异常等等。

上述病变可以单独存在，也可以同时并存。

糖尿病足的原发病是内分泌病，但在出现下肢动脉硬化或足坏疽时，则必须有外科干预。由此在临床上，糖尿病足需要多学科协作的综合治疗，相对于其他疾病而言，综合治疗较为少见。糖尿病足的综合治疗中，需要内分泌专家、血管外科专家、营养师、矫形外科或足科专家、感染专家、糖尿病专业护理人员、义肢师、支具师、理疗师等专家和专业人士参与会诊，才能为患者提供全面科学的治疗服务。

业内一致认为，综合治疗最利于糖尿病足的预防，以及并发症的管理。各科人员之间的协作以保护肢体不发生溃疡、挽救肢体并恢复其功能为最终目标。

保全肢体的措施主要包括：系统的伤口清创；积极控制感染；重新建立足够的灌注；适当覆盖伤口；纠正潜在的生物力学异常等

等。并且它们并非“独来独往”，经常“群策群力”。

随着多学科综合治疗越来越多地成为共识，向糖尿病患者及医务工作者推广这一理念的系统教育业已展开，相关立法也已提上了议事流程。相信随着更多专业团体的声音响起，更多患者给予认可，以及整个社会对于糖尿病患者的支持，相关立法在不久的将来定会成为现实，从而确保足够的医疗资源用以支持这一准则，进而在跨专业协作的基础上，用综合治疗的方式为糖尿病患者提供更全面合理的医疗服务。

| 第八章 |

糖尿病急症

糖尿病有哪些急症？它们各自又有什么危害？

我们应该如何应对糖尿病急症？又该如何将危害降到最低？

这些问题是每个糖尿病患者都无法回避的。它们或许就藏在某个不经意的时刻，或许就躲在某个不为人知的地方，只要我们稍微粗心大意，它们就会发出致命一击！

孙子曰："知彼知己，百战不殆。"在打败它们之前，我们先去了解它们吧。

-1-

胰岛素严重不足引发的酮症酸中毒

糖尿病酮症酸中毒是内科常见急症之一，指糖尿病患者因各种诱因的作用导致胰岛素明显不足、生糖激素不适当升高等，进而造成的高血糖、高血酮、酮尿、脱水、电解质紊乱、代谢性酸中毒等病理改变的症候群。

通俗来说，糖尿病患者血糖升高，一方面身体无法充分利用体内的糖分，另一方面身体活动需要能量的支持，只能分解人体内的脂肪。脂肪分解后会形成一种酮体，由于酮体是酸性的，会在体内蓄积，蓄积越来越多，最终形成酸中毒。一旦出现酮症酸中毒，轻者出现昏迷，重则危及生命。

一、导致酮症酸中毒的病因

酮症酸中毒的病因较多，主要包括以下几点：

1. 急性感染。急性感染是酮症酸中毒的重要诱因，泌尿系统感染、呼吸系统感染和皮肤感染最为常见，冬天和春天发病率较高。急性感染既是酮症酸中毒的诱因，又是酮症酸中毒的并发症，两者互为因果，容易形成恶性循环，因此增加了诊治的复杂性。

2. 治疗不当。治疗不当主要体现在中断药物治疗、药量不足及产生抗药性等方面。例如1型糖尿病患者减少胰岛素剂量或停用胰岛素，2型糖尿病患者长期服用过量的苯乙双胍等等。

3．饮食失控或胃肠道疾病。饮食过量，糖分摄入过多，或者饮食不合理，糖分不足，以及酗酒、呕吐或腹泻等，都可能加重代谢紊乱，进而诱发酮症酸中毒。

4．其他应激。麻醉、妊娠、精神刺激等应激会造成升糖激素水平升高，增加交感神经系统兴奋性，容易诱发酮症酸中毒。

曾有一位糖尿病患者，误信所谓大师的连篇鬼话，说什么只要练某功，只要意志力足够强大，便没有必要服药，不用注射胰岛素。结果时隔不久便发生酮症酸中毒，几乎丢了性命。

另有一位糖尿病患者，是个二十来岁的女孩，因为即将结婚而过于忙碌，就忽视了自己是个1型糖尿病患者，把胰岛素停掉了。停用胰岛素后，她正常吃喝，包括喝各种饮料，结果结婚当天晚上酮症酸中毒。她根本就没有意识到，1型糖尿病是胰岛素绝对缺乏，一旦中断治疗，血糖就会急剧升高，极易诱发酮症酸中毒。

还有一个更加令人不可思议的例子。一个小孩得了1型糖尿病，但是谁都没注意，他自己也不知道自己患病，直到发生酮症酸中毒昏迷送院治疗，才发现他是个不折不扣的1型糖尿病患者。

可见，具备基本的糖尿病知识是何其重要，坚持正确的治疗观念是何其重要。

二、酮症酸中毒分为哪几类

在临床表现上，按照程度的轻重可将酮症酸中毒分为轻度、中度和重度三种。

1．轻度是指单纯酮症，并无酸中毒。

2．中度包括轻、中度酸中毒者。

3．重度则指伴有昏迷的酮症酸中毒者。

其中，重度酮症酸中毒有糖尿病症状加重和胃肠道症状、酸中毒大呼吸和酮臭味、脱水或休克、意识障碍等临床症状。

精彩对话▼

“酮症酸中毒有什么表现？”

“很多酮症酸中毒患者一旦发病，周边的亲戚和朋友就会在他身上闻到一种类似烂苹果的气味，那种气味就是酮体的味道。”

三、如何预防酮症酸中毒

酮症酸中毒的预防工作应该从哪些方面进行呢？

1．平稳血糖。预防酮症酸中毒，最重要的一点就是把血糖控制在良好状态，口服降糖药或胰岛素的用量应根据具体情况及时调整。

2．规律用药。糖尿病患者不可随便中断治疗，要坚持规律用药。尤其是1型糖尿病患者，因为体内无法生成胰岛素，严禁停药或随意减量。

3．控制饮食。饮食方面，糖尿病患者切忌进食过量脂肪，无论是平常还是节假日，都不可放松控制，以防进食量过多。应规律用餐，少量多餐，避免摄入太多热量。

4．避免感染。感染是酮症酸中毒的天然“盟友”，尤其是急性感染。因此，糖尿病患者必须预防感染，在冬天和春天这样容易发生流行病的季节里，一定要注意预防，避免感冒发烧等。

如果不幸出现酮症酸中毒，必须第一时间进行治疗，以免出现危险。实际上，酮症酸中毒的治疗并不复杂。糖尿病酮症酸中毒的治疗原则主要包括去除诱发因素、补充生理盐水、小剂量静脉滴注胰岛素及补钾等。酸中毒严重的，应适当补充碱性药物。

如果患者发生酮症酸中毒的症状，但是一时之间不能及时前往医院就诊，应立即采用简易的方法处理。如让患者多饮水（淡盐水，1000毫升水加9克食盐），每2～3小时深部肌内注射短效胰岛素10～20单位等，然后设法及时将患者送到医院接受专业治疗。

由于糖尿病酮症酸中毒有反复发作的可能，因此在纠正酮症或酮症酸中毒之后，患者应对诱因保持高度警惕，坚持科学的预防措施和正确的治疗方式，以防糖尿病酮症酸中毒再次发生。

总之，事先预防做好了，事后治疗到位了，糖尿病酮症酸中毒是可以控制的。

专家观点

如何预防酮症酸中毒？

1. 控制血糖；
2. 坚持合理用药，避免药物的突然中断；
3. 控制饮食，避免摄入太多热量；
4. 预防感冒发烧等病毒感染。

-2-

糖尿病低血糖比高血糖更可怕

通常我们认为，控制糖尿病就是把高血糖给降下来，但是实际上，很多时候低血糖比高血糖更危险，这是为什么呢?

糖友王阿姨给我们讲述了她的经历。

王阿姨患糖尿病已经40余年，起初她对于自己的病情基本一无所知，好多年之后才知道自己有低血糖的急症。而且每次低血糖来的时候都很迅猛，等到她感觉不适时，人已经趴下了。

低血糖的到来并非没有先兆，王阿姨印象最深的就是嘴麻，嘴麻一分钟之后就不会说话，然后四肢都抽搐起来，脸色苍白，再过一会儿就大汗淋漓，赶在冬天里发病，穿的羊毛衫或者其他厚的衣服都会湿透。每次发病，都是直接把她拉到医院抢救，注射点葡萄糖就醒了过来，人能说话了，身体也正常了，无非就是有点乏力，身体有点发软，走路不太稳当。由于时常犯病，王阿姨有了一个外号：坐救护车的专业户。因为每次大院里响起救护车的铃声，肯定是来“接”她的。

在这么多年的时间里，王阿姨都不知道自己这一症状就是糖尿病最为常见的并发症急症之一：低血糖。

王阿姨喜欢在晚饭后外出遛弯。前年年底，她遛弯回来检测血糖，第一天3.8毫摩尔/升，第二天3.9毫摩尔/升，第三天只有2点多，坏了！她赶忙咨询一位同为糖友的大夫，对方建议她睡觉前吃半个小苹果，或者吃一小包饼干，又或喝一袋酸奶，可保证她睡前不至于出现低血糖。

王阿姨心有余悸地说，她不仅发生过低血糖，而且发生过酮症酸中毒，两种急症都曾差点夺去了她的生命，好危险啊！

从王阿姨的经历中我们可以看出，大部分糖尿病患者对于糖尿病及糖尿病并发症了解太少，知识太缺乏，无疑埋下了隐患。我们有必要对低血糖进行深入的了解。

一、低血糖有哪些症状

通常，我们将低血糖症状划分为交感神经兴奋症状和中枢神经系统表现两种。

交感神经兴奋症状主要包括心悸、出冷汗、手抖、饥饿和烦躁不安等，当自主神经功能障碍时，这些表现并不明显；中枢神经症状主要包括头昏、头痛、视物模糊，有时出现无欲状、嗜睡、定向力障碍等现象，严重时甚至陷入昏迷状态或导致癫痫发作。出汗、手抖、饥饿等我们通常称之为典型症状，四肢抽搐等称之为不典型症状，因为去医院检查，医生可能会将之误判为癫痫引起，忽略了低血糖也会引发抽搐。

显而易见，糖尿病低血糖的危害远比高血糖更加可怕、更加危险。如果发生在夜间，患者可能根本就觉察不到，昏迷过去之后将难以获得及时的治疗。尤其是年过花甲的老人，低血糖反应迟钝，昏迷之后，一旦大脑缺血缺氧超过6个小时，即便华佗再世也无回天之力。

二、低血糖突发的原因

导致糖尿病低血糖的原因多种多样。

1．降糖药服用过量所致。例如胰岛素剂量过大，磺脲类口服降糖药过量。另外，水杨酸、抗组胺制剂、普萘洛尔等药物，也会抑制血糖的分泌和释放，或者延长、加强降糖药的作用而减少糖原异生和分解，从而出现低血糖。

2．饮食不规律所致。例如未按时进食或进食减少，患者外出就餐或旅行时最易发生这种情况。

3．药物间的相互作用所致。降糖药物和某些药物有协同作用，同时服用会起到降低血糖的效果，例如磺脲类口服降糖药（包括优降糖、美吡达、达美康等）与阿司匹林、吗啡、保泰松等药物同时服用就会引起低血糖。

4．服用添加了化学降糖药的保健品。这类保健品通常含有胰岛素促泌剂，可以通过促进胰岛β细胞分泌胰岛素，增加自身胰岛素来降低血糖，因此容易导致低血糖。

专家观点▼

造成低血糖的常见原因有：

1. 过量服用降糖药；
2. 饮食不规律；
3. 药物间的相互作用；
4. 服用了添加化学降糖药的保健品。

三、提高警惕，预防低血糖

低血糖的危害如此严重，加强预防就势在必行了。当前，关于低血糖的预防主要从以下几个方面展开：

广泛开展宣传教育，以了解低血糖的病因与症状，同时便于有

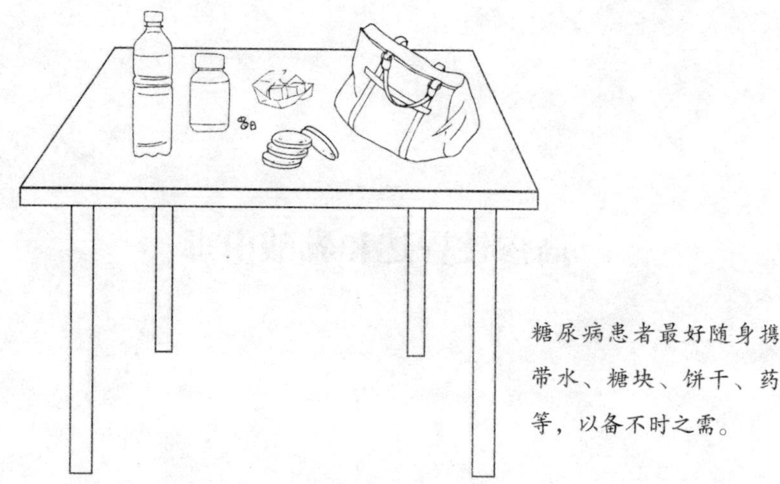

糖尿病患者最好随身携带水、糖块、饼干、药等，以备不时之需。

针对性、有目的性地进行诊治；

定期检查，以了解血糖、尿糖状况，从而利于与医生合作以确定低血糖的原因；

遵照医嘱服药或者注射胰岛素，避免大剂量或自行增加剂量；

胰岛素注射后要按照规定进餐，禁止胰岛素注射后空腹或拒食；

饮食结构应合理，避免偏食蛋白质或脂肪。

此外，糖尿病患者应提高警惕，出现疑似症状，要有意识地加强自我保护。例如自备血糖仪，及时检测血糖；随身携带水、糖块、饼干、药（例如葡萄糖片）等，以备不时之需；多次出现低血糖现象，应去医院检查低血糖的原因，不宜每次都以饮食疗法对付；一旦出现低血糖昏迷，要学会一些常用的自救方法，从而为前往医院赢得宝贵时间。

专家观点

糖尿病低血糖在美国也比较常见，通常美国医生会要求患者带点应急的糖块，那种含糖量比较高、转化吸收比较快的特制糖块。

-3-

高渗性昏迷和乳酸中毒

前文我们聊了酮症酸中毒和低血糖，其实糖尿病还有两个严重的并发症，一是高渗性昏迷，一是乳酸中毒。了解高渗性昏迷和乳酸中毒，对于我们预防和治疗糖尿病并发症，同样具有重要意义。

精彩对话▼

“除了酮症酸中毒和低血糖急症，还有哪些形式呢？”

“糖尿病四个大类急性并发症，酮症酸中毒、低血糖比较常见，另外还有高渗性昏迷、乳酸中毒较为少见。”

一、高渗性昏迷

糖尿病高渗性昏迷是一种较为少见的严重急性并发症，以老年无糖尿病史或非胰岛素依赖型糖尿病轻症患者为主要发病对象。在患者原有胰岛素分泌不足的情况下，如果血糖急骤上升，就会促进糖代谢紊乱加重，导致细胞外液呈高渗状态，进而发生低血容量高渗性脱水。高渗性脱水会导致大脑皮质供血不足和缺氧，造成精神神经症状及昏迷。

高渗性昏迷的病因较多。脑血管意外、消化道出血、手术等应激状态，以及上呼吸道、泌尿系统等感染是最常见的诱发因素；

摄水不足导致中枢敏感性下降而引起的常见于老年人、卧床患者或不能主动摄水的幼儿等；失水过多和脱水常见于严重呕吐或腹泻及大面积烧伤患者等；高糖摄入或输入，例如摄入含糖饮料、高糖食物或者静脉输入大量葡萄糖液等；药物刺激，如糖皮质激素、甘油等；急性或慢性肾功能衰竭、糖尿病肾病等诱因。

在临床表现上，起病前有多尿、多饮症状，但是无明显的多食现象，有时候反而食欲减退，因此常被人忽视。随着病程的进展，失水逐渐加重，开始出现幻觉、嗜睡、偏盲、定向障碍等神经精神症状，最后陷入昏迷。

针对高渗性昏迷的检查，主要从以下几点着手：

血糖和尿糖，高渗性昏迷以显著高血糖、高尿糖为主要特点；

血电解质，血钠、血钾会有一定的变化；

血尿素氮和肌酐，其显著升高程度反映脱水严重和肾功能不全；

血浆渗透压，其显著升高是高渗性昏迷的重要特征和诊断的依据；

酸碱失衡，约一半的患者有轻度或中度代谢性、高阴离子间隙酸中毒；

血酮和尿酮，血酮多正常或轻度升高，尿酮多阴性或弱阳性；

血白细胞计数，血白细胞计数常增高，血细胞比容增高，反映脱水和血液浓缩；

影像学检查，根据病情选做尿培养、胸部X线片和心电图等。通过上述检查，诊断高渗性昏迷就有了可依的标准。

治疗高渗性昏迷，其一是补液，恢复血容量、纠正脱水和高渗状态；其二是注射胰岛素，将血糖维持在合理水平；其三是补钾，维持血钾的正常水平；其四是治疗原发病和并发症，做到治标治本。

二、乳酸中毒

乳酸中毒是一种少见而又严重的并发症。葡萄糖在无氧条件下分解为乳酸，在多种诱因的作用下，血乳酸浓度急剧上升，就会导致乳酸中毒。由于乳酸中毒病死率极高，况且当前并无满意的治疗方法，因此必须提高警惕，以预防为主。

乳酸中毒的预防要从以下方面入手：

其一，对于需要服用双胍类降糖药的患者来说，不要用苯乙双胍，尽量选用二甲双胍，后者比较安全；

其二，严重肝、肾功能不全或者心、肺功能不全及休克的患者，忌用二甲双胍或苯乙双胍；

其三，控制主食量，选择优质动物蛋白，日食油量控制在25克左右，另外要多食用富含天然纤维的粗粮、水果、豆类，并注意补充矿物质和维生素。

一旦发生乳酸中毒，可尝试用以下方式挽救患者的生命。

其一，补液扩容，这是治疗乳酸中毒重要手段之一；其二，补碱纠酸，以增强乳酸的代谢，并抑制乳酸的生成；其三，补充胰岛素，以减少糖的无氧酵解，利于消除乳酸性酸中毒；其四，血液透析，以促进乳酸的排出，并清除引起乳酸性酸中毒的药物；其五，除去诱因，例如控制感染、给氧、补钾等。

专家观点▼

乳酸中毒是糖尿病中比较棘手的一个并发症，研究糖尿病十多年，乳酸中毒只见过一例；一旦发生乳酸中毒，死亡率高达80%！

-4-

预防急症，做好血糖监测一二三

我们知道，五花八门的糖尿病并发症及急症有一个共同的特点，那就是高血糖。换言之，如果控制了血糖，就意味着控制了糖尿病，减少以至杜绝各类并发症便是手到擒来的事。因此，了解血糖、监测血糖以至控制血糖，成为控制糖尿病的关键。

一、人体血糖变化有规律

人体血糖的变化是否有规律可循呢？答案是肯定的。

人体血糖早上低一点，晚上高一点，与人体体重的变化相似；空腹时低一些，餐后就高一些；生气时变高，心情愉悦时降低；天气好时血糖较稳定，不好时则升高。总之，血糖会随着身体状况、心情状况及环境状况的变化而变化。

一年四季当中，数冬天和春天里人体血糖波动较大，尤其是入秋以后，天气逐渐寒冷，人体内的交感神经、副交感神经都会兴奋起来，释放激素后导致血糖升高。进入春天，直至夏天，血糖会越来越稳定。因此一些糖尿病患者，尤其是原本生活在北方的患者，开始过起候鸟式的生活——冬天到了，就去海南的三亚，那儿温度相对较高，血糖也会相对稳定，如果留在北方，血糖波动则较大。

摸清了血糖变化的规律，很多糖尿病患者开始试着自己去调整用药量及胰岛素的剂量。在正常剂量的基础上，夏天减量，冬天加量，因为夏天血糖稳中有降，冬天则有所提高。

一些病史悠久、经验丰富的老糖友，可以准确地根据季节和气候的变化对自己的用药量做出适当的调整。当然，对于经验不够的糖友而言，自作主张是不行的，容易犯错误。

即便如此，自己调整时也须谨慎，剂量调整的幅度不能太大。因为影响血糖波动因素较多，不仅有季节、气候的因素，还有情绪、睡眠等因素，连炎症、感冒都会导致血糖出现波动，甚至空腹、餐后三小时血糖的波动都比较明显。因此，一旦血糖出现较大波动，一定要找到原因所在，或者向医生求助，以免导致低血糖并发症。

专家观点

最好在同一时间段、同一种状态下，用同一种方式连续性监测，这样测出来的血糖平均值准确性就高很多。

想避免因血糖波动而导致的并发症，最好的办法就是给血糖装上“监视器”——监测血糖。监测血糖，就是对血糖值进行定期检查，以更好地掌控血糖的变化，帮助患者随时发现问题，及时前往医院就医。监测血糖，对于指导糖尿病患者进行有规律的活动、饮食、运动、生活及用药都具有重要指导意义，对于提高患者的生活质量，改善患者的身体状况，同样具有积极作用。

二、血糖仪该如何选用

糖尿病患者自己监测血糖，需要什么专业设备吗？

其实，自我监测对设备的要求并不高，一般家用血糖仪和试纸便可完成。目前，市场上家用血糖仪主要有光反射法和电化学法两种。

光反射法的工作原理是，酶与葡萄糖反应会产生一种中间物，运用检测器及检测试纸反射面反射光的强度，再将这些反射光的强度转化为葡萄糖浓度。因此，光反射法是通过检测反应过程中试条的颜色变化来反映血糖值的一种方法。

电化学法的工作原理是，酶与葡萄糖反应会产生电子，通过电流记数设施读取的电子数量，再转化成葡萄糖浓度读数。因此，电化学法是采用检测反应过程中产生的电流信号的原理来反映血糖值的一种方法。

目前，光反射技术比较成熟稳定，电化学法则容易受到强光、电磁辐射等因素的影响。当然，如果注意相关影响因素，上述两种类型的血糖仪都能满足家用的需要。无论使用哪种类型的血糖仪，大多需要试纸的配合。而且，试纸都有一定的检测范围，超过检测范围，检测结果偏差较大，就失去了参考价值。

当前，家用血糖仪以电子式的居多，因此存在一定的偏差，解决办法是勤校正，即将使用过的试纸保存好，定期前往医院，通过与医院专业检测相对比，对家用血糖仪进行必要的修正，可避免因为偏差而带来的问题，让自我监测更加准确有效。此外，代码不一致、试纸条过期、试纸保存不当、操作不正确、采血不当等都可能带来偏差。

有一位老年糖友，她换了试纸之后，监测血糖时仍用原来试纸的密码，结果显示血糖奇高，数值高达22！老太太身体感觉并无异样，但吓得她老伴面如土色，赶紧寻求邻居——另一位糖友的帮助。邻居拿来自用的血糖仪帮她再测，血糖其实仅有八点多毫摩尔/升。了解原委之后，大家这才意识到是虚惊一场。

因此，如果在自我监测过程中发现血糖异样，万不可自乱阵脚，给自己增加过多的心理负担，应先寻找可能存在的原因，实在无迹可寻则寻求医生的专业指导。

三、自测血糖要掌握频率

监测血糖的频率：正在接受胰岛素治疗或者正在使用胰岛素泵的患者，每天监测4～7次为佳；1型糖尿病患者空腹血糖大于12毫摩尔/升，每天监测4～7次；2型糖尿病患者空腹血糖大于16.2毫摩尔/升，每天监测4次。

服用口服降糖药、实行胰岛素强化治疗、血糖不稳定、反复出现低血糖或酮症及肥胖的患者，必须坚持做自我监测。在出现饥饿感、容易疲劳、睡得特别死、压力骤增、脾气变大、感觉不适等情况下，糖尿病患者应该尽快检测血糖。

买家用血糖仪，检测血糖次数过多和过少，血糖控制过高或过低都是不科学的。血糖检测的基本原则是糖尿病病情越不稳定，越需要加强监测。不同时间点检测的血糖值意义是不一样的。

餐前半小时检查血糖，有利于检测出低血糖；餐后2小时检查血糖，有利于检测出高血糖，并反映出进食及使用降糖药是否合适；夜间和空腹检查血糖，便于发现夜间和空腹高血糖或低血糖，从而找出血糖波动的原因……

| 第九章 |

管住嘴

“病从口入”这句话道出了疾病与饮食之间千丝万缕的联系。虽然饮食并非引发糖尿病的根本原因，但却可能是直接的导火索——众所周知，肥胖是导致糖尿病最重要的诱因之一。因此，管住嘴巴，管好嘴巴，对于控制人体血糖、降低糖尿病发病率及掌控病情的发展，具有重要意义。

常见的饮食误区有哪些？哪些蔬菜多多益善，哪些又该适可而止呢？如何喝水才是最为科学的？无糖、降糖食品是糖尿病患者的朋友还是敌人？解开所有这些问题的答案，才能真正做到管住嘴，管好嘴。

-1-

不良饮食习惯是滋生糖尿病的土壤

社会发展越来越快，竞争压力越来越大，整个人类社会都自然而然地进入一种难以自制的快节奏中。快节奏生活，毋庸置疑可以与时间观念强、办事效率高、适应能力强及竞争能力大等挂上等号，但是另一方面，快节奏生活也让我们丢失了太多，最为明显的就是健康。2012年，中国医师协会、中国医院协会、人民网等机构联合发布《中国城市健康白皮书》中披露，在中国主要城市的白领人群中，处于亚健康状态的比例高达76%，他们大多出现疲劳、代谢紊乱疾病、失眠、心理障碍等方面的问题。

一、不健康的饮食习惯带来的弊端

当然，亚健康是生理因素和心理因素共同作用的结果。此处，我们主要从饮食方面来聊一聊，在快节奏的生活状态下，不健康的饮食带来的弊端。

一位刘姓编导，由于工作节奏太快，长期生活无规律，饮食不健康，加班是家常便饭，宵夜都来者不拒，为此栏目组的同事时常提醒他注意健康。虽然他暂无糖尿病，但是体型肥胖已经若干年，体重偏重、饮食无度、压力过大是糖尿病的潜在诱因，而且患心脑血管疾病的概率比别人明显高出许多。我们可以大胆推测，他的血糖一定已经居高不下，建议他应该去做个体检了。

与刘编导类似的是，很多上班族都面临着同样的问题。当前，70后、80后的年轻人正日益成为社会的中坚力量，他们的工作压力和生活压力都比较大，几无慢节奏生活的动力、勇气和机会。早上闹铃都喊不醒，起床匆匆忙忙，早餐都来不及吃；白天工作任务重，到家后已华灯初上甚至半夜三更，晚餐狼吞虎咽；好不容易到了周末，还经常外出应酬，酒肉无度……长此以往，身体不出现问题才怪。类似的工作和生活环境，几乎是亚健康滋生的“沃土”。

从病理学的角度来说，不健康的饮食习惯和生活习惯导致长期摄入过度的食物和热量，如果不能通过运动等方式及时排出体外，就会给人体的消化以及吸收系统造成巨大的压力。人体中作为糖类代谢必需的胰岛细胞长期处于超负荷状态，就会损伤负责分泌胰岛素、占胰岛细胞总量60%～70%的β细胞，进而导致胰岛功能部分甚至全部丧失。胰岛功能的丧失，会直接推高人体血糖，而高血糖的毒性作用又会加重胰岛细胞的损伤，形成恶性循环，逐渐发展成糖尿病，甚至会导致更严重的并发症。

专家观点▼

我本人一再强调，碳酸饮料是非常有害的东西，大量饮用会导致身体代谢严重不均衡，久而久之容易得糖尿病。

遗憾的是，很多人对不健康饮食的弊端视而不见，尤其是一些成功人士，他们中的部分人已经出现高血糖甚至糖尿病症状，依然不肯改变原有的饮食习惯，不注意自身的健康。有人说，酒桌上你来我往是一种义气，宴席间大吃大喝是一种豪爽，让人无言以对。

有时候一桌朋友都是糖尿病患者，这个人说，我打胰岛素十几个单位，那个人说，我打二十个单位呢，说完之后依然吃喝不误。

改变不良的生活方式和饮食方式，已是刻不容缓。

二、上班族的饮食习惯应稍作改变

我们一般建议，上班族如果早餐实在来不及吃，就吃点苹果或香蕉，它们吃了易饱，让胃不至于太空，而且富有营养，比单纯喝一杯牛奶强得多。晚上加班太晚，一不可狼吞虎咽、大鱼大肉，二不可胡乱打发。例如有的人为免麻烦，随便下点面条将就，殊不知面条中主要是碳水化合物，摄入过多并不合适，不妨加一点青菜。从营养学的角度分析，面条升糖指数较高，蔬菜中富含的粗纤维与胃和肠道内的淀粉等碳水化合物交织在一起，可以延缓碳水化合物的吸收，降低升糖指数，从而有效降低餐后血糖。

专家观点▼

不吃晚饭没什么大不了，不吃早饭就是个很大的事。

针对当前大多数人不可避免的应酬，建议在饮食方面作一些调整。例如餐前可以喝一点酸奶，给自己的胃覆一层保护膜；点菜时告诉餐厅服务员，先上一盘凉拌黄瓜，把凉拌黄瓜先吃掉。喝酸奶不仅可以为人体补充营养，而且能在一定程度上抑制人的饥饿感；吃黄瓜可以对后期其他高热量食物的吸收起到一定阻碍作用，芹菜、竹笋等粗纤维的食物都有此功效。

-2-

糖尿病患者的常见饮食误区

与暴饮暴食、酒肉无度等管不住嘴的不良饮食习惯相对应，还有一些同样不健康的饮食习惯，那就是把嘴堵得太严，使满足身体正常需求的饮食被“短斤少两”了，或者过于迷信某食物对于糖尿病的所谓特殊功效，我们称之为矫枉过正。

误区一：拒绝所有“甜”食

一位糖友得知自己患了糖尿病，内心一直恐惧不安，迫不及待地想要将血糖降下来。听说水果大多富含糖分，于是以破釜沉舟的心态把水果“戒”了！这一坚持就是两三年，结果血糖并未见下降多少，身体倒是瘦了不少。后来她才知道，并不是所有的水果都富含糖分，也不是含有糖分的水果就必须敬而远之，实际上很多水果对于身体健康及控制血糖都大有裨益，戒掉水果是完全没有必要的，也是不适宜的。

其实，水果中含有大量的维生素、纤维素和矿物质，只要根据身体的状况及水果含糖量的多少区别食用，水果对糖尿病患者有百利而无一害。譬如草莓、西红柿等水果含糖量在5%之下，糖尿病患者是完全可以“无所顾忌”地食用；青瓜、橙子、柚子、菠萝等水果的含糖量不超过10%，也大可放心食用；苹果、香蕉、石榴、荔枝等水果的含糖量在10%～20%，只要在食用量上有所节制，一般对身体无碍。通常，只有像红枣、桂圆、哈密瓜、柿子之类含糖量超过20%以上的水果，糖尿病患者才必须禁食。

误区二：减少主食，拒绝肉类

比不待见水果更加激进的是，不少糖友刻意减少主食和拒绝肉类。一位糖友强化治疗出院以后，想起住院时医生让他将主食的摄入量减少一半，建议多吃黄瓜、西红柿，于是将之奉为金科玉律——以后都这么吃吧！自那以后，他每顿的主食都保持在半两，饥饿的时候就大量食用黄瓜和西红柿，至于让人垂涎三尺的肉类，连想都不敢想。光吃那些玩意儿自然是不好受的，看得老伴直心疼，但每每想起身体内那不可捉摸的血糖，他只好忍住口水、耐住性子，如此艰难地坚持了二十多天。令他疑惑不解的是，以前每顿一两主食的时候，血糖并未见高，心情保持不错，出去遛弯也是精力充沛，如今减少主食，光吃黄瓜、西红柿和苦瓜之类，反倒精神不振了。他赶紧上医院咨询大夫，大夫说，你走入误区了！

可能会有糖友说：按理说，我少吃主食、肉类，把糖类控制到最少，应该算是对症下药了，为什么事与愿违，反而有了负效果呢？

这个问题其实不难回答。我们都知道，人体胰岛细胞的主要功能就是分泌胰岛素，而只有在糖类的刺激下，胰岛细胞才会工作，实现人体的正常代谢。换言之，如果主食摄入太少，给予胰岛细胞的刺激太少，胰岛功能就会逐渐下降，最终也会导致胰岛功能损伤，严重情况下甚至衰竭，这与拉马克“用进废退”的原理是一致的。因此，通过变相节食的方法达到治疗糖尿病的目的，显然是违背科学原理的。

专家观点▼

一日三餐一定要吃好，这是治疗糖尿病不可缺少的一部分。

误区三：对糖尿病有益食物吃得越多越好

一位糖友不知从哪里得来消息，说荞麦可以治愈糖尿病，于是三顿吃荞麦饭，渴了就喝荞麦水，恨不得将整个生活都变成全荞麦式的。

荞麦可以降低血糖，这一点不假。荞麦中富含的铬、半胱氨酸、甘氨酸等物质形成配合物，成为葡萄糖耐量因子，有加强胰岛素的作用，使胰岛素充分发挥作用，从而能刺激葡萄糖的摄取。殊不知荞麦不易消化，吃下太多则会导致胃肠炎症，反过来会推高血糖。李时珍在《本草纲目》里说它“久服败胃”，不是没有道理的。因此，荞麦、莜麦等食物并非不可食用，但是一定要保持适度。

适度，是一种明智的生活态度，更是一种健康的饮食态度，对于糖尿病患者而言，尤其如此。

业内一致认为，糖尿病患者的饮食要求是：纤维素的含量应较高，脂肪尤其是饱和脂肪的含量应较低，尽量少加糖和盐，进餐间隔时间应基本相等，食物品种应多样化，应多食荞麦、燕麦、豆类和蔬菜等高膳食纤维食物。

同时，应注意以下几点：

第一，必须在营养师和糖尿病医生的专业指导下按个人具体情况制订饮食计划；

第二，以面、米、土豆、地瓜、山药等淀粉类食物作为主食时，应多摄入瓜果蔬菜，根据身体所需适量进食牛奶、奶制品、禽蛋类、肉类和坚果；

第三，尽量少吃糖、动物脂肪或油脂；

最后，人体摄入的热量中，脂肪大概占25%，蛋白质大概占15%～20%，糖类大概占55%～60%。

糖尿病患者的饮食原则有二：

其一，控制食量，控制体重；

其二，尽量保持血糖曲线平稳。

总而言之，糖尿病患者要保证持续合理的膳食，要保证身体能够摄取均衡的营养，同时把体重控制在合理的范围内。

遗憾的是，现实中很多人矫枉过正，就适得其反了。

误区四：偏信秘方

前文我们曾经聊过偏方，它又称“秘方”。偏方的一大特点是疗效因人而异，具有不确定性。偏方多非正统药方，历代药学典籍中均不见记载，来源不为人知，只在民间流传。正因为如此，反而添加了某种神秘感，容易为别有用心的人借以利用，而部分患者在不知底细的情况下，时常偏听偏信。

在特定条件下，部分偏方对某些疾病确曾发挥过积极作用，因此民间常有“偏方治大病”“小小偏方，气死名医”之类的说法。于是，关于治疗糖尿病的偏方也随着糖尿病为越来越多的人所知而渐渐风靡起来。

那么，偏方真的可以治疗糖尿病吗？

例如社会上流行一个“绿豆可降血糖”的偏方：一把绿豆，洗净后用旺火烧开，再改微火煮烂、开花，汤成绿色后喝汤吃豆，可降血糖，且无副作用。另有不少养生节目大力推崇豆类和豆制品养生，说什么长寿就要吃豆之类。一些老人不明所以，信以为真，将之奉作金科玉律一般，于是餐餐吃豆，顿顿吃豆，几乎把豆类当成主食，并鼓动家里所有人都效仿。

我们都知道，夏天喝绿豆汤可以清热、解渴、消暑，熬绿豆粥或蒸绿豆饭皆可有此效果，但是它能降血糖、助长寿么？

糖尿病患者是可以食用包括绿豆在内的各种豆制品的。豆制品富含蛋白质、钙、磷、锌、铁等人体所需的营养成分和微量元素，因此有“植物肉”之称。豆制品属于血糖生成指数较低的食物，与谷类搭配可以互补，客观上有部分降低血糖的功效，是糖尿病患者的优良食品。

但是从营养学的角度分析，豆制品本身也有一些缺点。首先，相比奶类、蛋类，豆制品的消化率低；其次，豆制品中富有蛋氨酸，蛋氨酸在体内酶的作用下转化为半胱氨酸，容易损伤动脉内皮细胞，促使动脉硬化的形成；最后一点，也是最为重要的一点是，豆制品中含有的植物蛋白质经过消化代谢的变化，大部分会变成含氮废物并由肾脏排出体外，因此对于糖尿病肾病患者来说，摄入太多豆制品会加重肾脏负担，甚至引发糖尿病肾衰竭。

精彩对话 ▼

“为什么你闺女唤你妈妈叫豆豆婆婆？”

“因为我妈把豆子当成饭，顿顿都吃，说是可以长寿。”

故此，即使未患糖尿病，若肾脏功能不好，也必须谨慎食用，尽量少食或者不食豆制品。

说到这儿，大家应该明白了，所谓的“绿豆可降血糖”是名副其实的“偏”方，万万不可偏听偏信。即使它确有降血糖的效果、的确有益于养生，也要因人而异。

与“绿豆可降血糖”相似的是所谓的“秘方鸡”。

某糖友确诊患糖尿病后，一位他素来敬重的长辈来访，悄悄推荐给他一个秘方，并满怀信心地说：这个秘方你吃了肯定管用，慢慢地就不用服降糖药了！秘方并不复杂：一只鸡，四个青柠檬，炖成汤，喝汤！糖友半信半疑，开始买鸡，选柠檬，炖汤。柠檬鸡汤出锅，那个苦啊，让他一辈子都难以忘却。两个月后，血糖未见降低，罪倒是受了不少。万幸的是，倒也没见啥副作用。后来他果断停掉，因为他实在受不了那种苦。

上面这位糖友其实算幸运的了，仅仅吃了点“苦”而已，下面这位糖友可就有点悲剧了！

一位专家教授接诊了一位糖尿病患者，询问他近期服用了哪些药物。患者声称吃了一个偏方，但是不愿意透露偏方的细节，专家只好请他先做检查。检查结果让专家大吃一惊，患者的胆固醇竟然高达17毫摩尔/升之多，是他有史以来见过的糖尿病患者中胆固醇最高的一个！要知道，正常人的参考值应为3.1～5.2毫摩尔/升，最多也不会超过6.1毫摩尔/升。

看到胆固醇数值，专家已然明白大半，对那个所谓的偏方更是心知肚明，结果证明他的判断丝毫不差。当听到专家说出那个偏方时，患者一脸愕然，似乎不敢相信自己一直秘而不宣的机密竟然被人轻松识破。专家告诉他，胆固醇水平的升高是引发脑中风、冠心病等心血管疾病的高危因素，超过六成的糖尿病患者都是死于心脑血管疾病等大血管并发症，因此，胆固醇是糖尿病大血管事件的首要危险因素，恰恰糖尿病患者的胆固醇控制水平是当前最为薄弱的环节。“赶紧停掉！”专家不容置疑地说。

综上所述，无论是何种偏方、秘方或偏方、秘方来自何处，切不可自作主张，抱着“试试看”的态度，把自己当成试验的小白鼠。小心谨慎才是上上之策。最好的办法是辨证对待，要在听取专家建议的基础上，综合考虑地域、时令和个人身体状况的实际，因时制宜，因地制宜，因人而异。

专家观点▼

糖尿病用药，包括饮食，应该坚持辨证的观点，辨证对待。

-3-

升糖指数——糖尿病患者选择食物的标准

升糖指数又称“血糖生成指数”或“升糖值”，简称GI。在标准定量下（一般为50克），某种食物中碳水化合物引起血糖上升所产生的血糖时间曲线下面积与标准物质（一般为葡萄糖）所产生的血糖时间下面积之比值再乘以100，得出的数值便是升糖指数。升糖指数反映了某种食物与葡萄糖相比升高血糖的速度与能力，是反映食物引起人体血糖升高程度的指标，以及人体进食后机体血糖生成的应答状况。

专家观点▼

用通俗的方法来解释什么叫升糖指数，就是食物吃了之后对血糖的影响比值，比值越大，对血糖的影响就越大，升糖指数就越高。

20世纪80年代，营养学教授大卫·约金斯博士最早提出了升糖指数的概念。他在研究中发现，食物的含糖量与提升血糖的速度并不总是成正比例关系，他纠正了前人的错误，并结合自己的研究成果，提出了升糖指数这个时至今日最为科学的标准。

根据升糖指数的概念，食物进入肠道后消化速度快、吸收效率高，葡萄糖可以迅速进入人体血液，导致血糖容易出现较大波动，是为升糖指数高的食物；食物进入肠道后消化速度慢、吸收效率低，葡萄糖进入血液后血糖波动较小，是为升糖指数低的食物。升糖指数低的食物，不仅可以防高血糖，而且可以防低血糖，能够更加有效地控制血糖变化。除此之外，升糖指数低的食物容易产生饱腹感，有助于身体脂肪的燃烧，可起到瘦身的作用；升糖指数高的食物则恰恰相反。

那么，升糖指数多少是为高，多少是为低呢？

通常，我们把葡萄糖的血糖生成指数定为100，大于70的划为高升糖指数食物，小于55的划为低升糖指数食物，介于两者之间的则划为中升糖指数食物。

一般而言，从糖类的类型和结构角度比较：单糖比多糖的升糖指数更高；从膳食纤维含量的角度比较：膳食纤维含量多的食物，升糖指数相对较低，因为膳食纤维可以减缓消化吸收率；从淀粉的物理状态角度比较：谷类颗粒碾度越细，升糖指数越高；从淀粉的糊化程度角度比较：糊化程度越高，升糖指数越高；从脂肪和蛋白质含量的角度比较：脂肪和蛋白质的增加可降低胃排空率与小肠消化吸收，脂肪和蛋白质相对较低。

升糖指数概念的出现，为我们从饮食角度控制血糖提供科学的参考标准，摆脱了以前错误的评价标准。

举个简单的例子，以传统的含糖量来看待西瓜，其实西瓜的含糖量是非常低的，大概只有5%～7%，超过九成都是水分。过去让糖尿病患者吃西瓜，会导致血糖快速升高，为什么呢？引入升糖指数的概念后，一切都豁然开朗了，原来西瓜的升糖指数高达72，是典型的高升糖指数食物。因此，以含糖量的概念来指导糖尿病患者的饮食是片面的，必须结合升糖指数的概念，才能全面而科学地彰显出指导饮食的意义。

下面是一些常见食物的升糖指数。

主食类：白小麦面包，100；混合小麦馒头，88.1；米饭，88；糯米饭，87；小麦面条，80；小麦粒，25……

副食类：魔芋，24；大豆，18……

水果类：西瓜，72；柠檬，34；橘子，31；柚子，25；李子，24……

根据升糖指数的概念和相关知识我们知道，食物的类型和结构越是简单，膳食纤维含量越高，物理状态越是简单，糊化程度越低，脂肪、蛋白质含量越高，升糖指数就越低；反之，升糖指数则越高。对于糖尿病患者而言，自然倾向于选择前者。根据上述主要食物的升糖指数对比，患者可以对症下药，有的放矢地选择更加适合自己的食物。

与此同时，还要提醒广大糖尿病患者，如果一日三餐、一年四季都把升糖指数低的食物作为餐桌上的不二之选，那就走入了另一个误区，这又该如何理解呢？

精彩对话▼

"总体而言，不同升糖指数的食物，搭配的原则是什么？"

"第一，根据饮食习惯选择升糖指数较低的食物；第二，一口主食一口菜。只吃米饭或馒头等主食，和主食搭配蔬菜一起吃，差异是很大的。"

我们一直在强调，糖尿病患者一定要讲究科学饮食、合理饮食。若是整齐划一地全部食用升糖指数低的食物，而将所有升糖指数高的食物拒之门外，其实并不利于营养的均衡和身体的健康，显然有因噎废食之嫌，也绝非明智之举。因此我们建议，在日常饮食中，多选用富含膳食纤维的豆类、燕麦及叶、茎类蔬菜的同时，也要适当增加蛋白质；以低升糖指数食物为主的同时，也要适当添加部分升糖指数高的食物，高低搭配可以减慢糖分的吸收速度，使它们成为健康的膳食。

-4-

蔬菜很好，但你吃对了吗

蔬菜是人们日常饮食中不可或缺的组成部分，它能够提供人体所需的维生素、矿物质等多种营养物质，人体必需的维生素C有90%来自各种蔬菜，维生素A的60%也来自蔬菜，此外蔬菜中含有的植物化学物质是公认的有益健康的成分。

对于糖尿病患者而言，饮食是控制血糖的有效方法，是治疗糖尿病的基础，因此对于饮食应当特别注意。各种蔬菜的营养成分各不相同，哪些蔬菜对治疗糖尿病有益，哪些对治疗糖尿病无益，我们必须分辨清楚，区别对待，才能让饮食更加科学合理。

一、哪些蔬菜多多益善，哪些该适可而止

糖尿病饮食疗法的关键是降低血糖，因此含糖量低的蔬菜应该大力推荐。

目前常见的蔬菜中，含糖量仅有1%～3%的包括苦瓜、黄瓜、卷心菜、菠菜、芹菜、油菜、白菜、韭菜、鸡毛菜、冬瓜、茄子、丝瓜、茭白、笋、花菜、绿豆芽、西葫芦、鲜蘑等，它们不仅营养丰富，而且对血糖的影响微乎其微。

含糖量4%左右的蔬菜有萝卜、南瓜、柿子椒、蒜苗、豇豆、扁

豆等，糖尿病患者也大可放心食用，不过老南瓜含糖量偏高，摄入量要有所控制。

另外，有些蔬菜含糖量较高，例如土豆，含糖量高达20%，食用土豆则必须酌量减少主食。

值得一提的是，部分蔬菜如卷心菜，其含糖量很低，但是由于略有甜味，致使很多患者不敢食用，这是一种误解。当然，出于控制血糖的要求，无论烹调何种蔬菜都必须低油低盐。

二、蔬菜应该如何搭配

从营养学的角度看，一日三餐要灵活搭配，让蔬菜品种更加丰富，花样时常变换。

例如有糖友如此安排自己的三餐：早餐有黄瓜、西红柿汤和西兰花，其中黄瓜可以清炒，也可以凉拌，西兰花既可炒，也可煮熟后再拌；午餐有叶子菜和少量肉类，例如卷心菜、白萝卜丝炒羊肉；晚上一碗萝卜汤，另有一份土豆丝炒胡萝卜丝。每天大致如此，一周后适当调整品种，总体以颜色较深的绿色蔬菜为主，多种蔬菜轮流吃，中间偶尔炒一份洋葱。

另一位糖友则是如此，家中有什么蔬菜就每样弄一点，每顿菜样越多越好，三四样或者五六样，主要有苦瓜、萝卜、芹菜及其他绿叶菜。偶尔外出就餐，也只点这些蔬菜。这位糖友最大的心得是，每顿尽量多做一些蔬菜。养生重在调和，她的秘诀就是每天摄入的食物种类超过25种，对健康大有裨益。

当然，25种食物并不表示要25盘菜，而是从品种方面来说的，例如炒一份青菜，可以同时将五六种青菜搁在一起炒，如此不仅品种更加丰富，而且营养更加均衡。一般人每天摄入的食物不过十来种，像这位糖友一般吃到20多种，想不健康都难。

糖友如是说▼

“早餐、中餐、晚餐我分别吃不同的蔬菜，每周调换一下，几种蔬菜轮流着吃，感觉挺好！”

三、吃蔬菜也讲究时令

随着一年四季的季节转换，各个时段的蔬菜品种也有所变化。

中医讲究“春夏养阳，秋冬养阴”，讲求根据季节不同选择相应的饮食方法。

春天是肝旺之季，有“养肝之体用酸，舒肝之气用辛”的说法，因此应尽量选择柔肝养肝、疏肝理气的蔬菜，例如春笋、菠菜等；

夏天气候炎热，人体消化功能相对减弱，饮食宜清淡而不宜肥甘厚味，海带、胡萝卜、苦瓜、黄瓜、西红柿等都是不错的选择；

秋天气候干燥，中医有“燥则润之”的思想，应以养阴清热、润燥止咳的食物为主，常见的蔬菜有山药、扁豆、萝卜等；

冬天人体代谢减慢，是进补固体的好时候，《黄帝内经》中有“秋冬养阴”之说，这个季节适宜的蔬菜有韭菜、香菇、平菇，另外羊肉炖萝卜可谓大补。

四、洋葱有奇效

除了上述常见蔬菜，还有几种值得大力推荐，譬如洋葱。

洋葱源自中亚、西亚地区，18世纪才传入中国，故称之为“洋葱”。洋葱又称葱头、球葱、圆葱等，我国新疆、河南、甘肃部分地区俗称皮牙子。

别看它总让人“泪流满面”，价值可是非比一般。

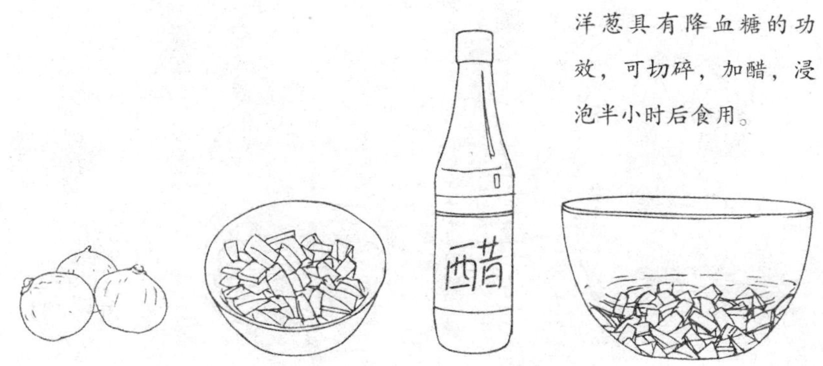

洋葱具有降血糖的功效，可切碎，加醋，浸泡半小时后食用。

洋葱中含有前列腺素A，可以降低外周血管阻力，降低人体血液黏稠度，因此在提神醒脑、缓解压力、降低血压、预防感冒等方面效果突出。除此之外，洋葱还可以清除体内的氧自由基，增强人体的新陈代谢能力，因此有抗衰老、预防骨质疏松等功效，尤其适合中老年人食用。对糖尿病患者而言，最为重要的是，洋葱中还有一种类似降糖物质——甲苯磺丁脲。我们知道，甲苯磺丁脲可作用于胰岛β细胞，促进胰岛素的分泌，尤其可以加强进餐后高血糖对胰岛素释放的兴奋作用。此外，甲苯磺丁脲还能增强外源性胰岛素的降血糖作用，提高胰岛素的敏感性。可见，洋葱对防治糖尿病意义重大。

关于洋葱的食用方法，我们建议生吃。新疆的维吾尔族同胞，他们的饮食通常多为肉和馕，并无其他蔬菜。但是皮牙子必不可少，肉拌皮牙子，馕也拌皮牙子，多是生吃。而糖尿病患者却难得一见，癌症患者屈指可数，我们认为其中关键是生吃皮牙子，即洋葱。

生洋葱不仅让人流泪，而且让人烧心，大概是难以下咽的，这里有一个小方法可以一试：切碎，加醋，浸泡，大概半小时后，取出食用就无碍了。

关于生吃洋葱，其实在国外也比较流行，例如蔬菜沙拉，通常都有生洋葱，切成小丁拌在其中，虽然看不见，但是处处都能闻到洋葱的气息。

专家观点▼

其他降血糖蔬菜推荐：

莴笋：富含胰岛素激活剂，是糖尿病患者必食蔬菜；

山药：益气补阴，治疗糖尿病常用的药物之一；

苦瓜：含有类似胰岛素的物质，常食有利于降低血糖；

菠菜：可促进胰岛素的分泌，并有降压、通便等作用；

蘑菇：高蛋白低脂肪食品，药理上有降糖降脂作用。

-5-

糖尿病患者应该多喝水还是少喝水

大家知道，糖尿病的典型症状是多饮、多食、多尿和消瘦。于是，不少患者想当然地认为，少饮有助于少尿，以减少糖尿病的典型症状，因而有意控制水分的摄入，即使口干舌燥也不愿喝水或只是少量喝水。可以说这种行为完全是自欺欺人。原因很简单，减少水的摄入，会导致血液黏稠度增高，进而导致血糖值升高，结果是加重糖尿病的病情。因此，糖尿病患者应和普通人一样保证水分的摄入。

一、多饮就会多尿吗

通常，当糖尿病患者体内血糖过高时，葡萄糖的量超过肾小管的吸收能力，就会溶解在尿液中，同时带走大量水分，产生渗透性利尿，患者排尿过多就会导致水分丢失，患者因而感到口渴。简单的因果关系如下：血糖升高→尿糖出现→尿量增多→失水→血浆渗透压升高→口渴→多饮。

因此可见，多饮并不会导致多尿（正常水代谢除外），反倒是多尿使得患者必须多饮，以保证人体内水代谢的平衡。如果不能足量并及时地补充水分，一旦体内失水达到10%，患者就会感到口渴，引起血糖上升；失水达到20%，就会引发血压下降甚至昏迷，以至危及生命。

由此可见，糖尿病患者万万不可控制饮水，应将喝水当作一种常态，根据体质的差异，每天大概摄入2000毫升水分才能保证人体所需。在身体出汗、摄入蛋白质较多等情况下，还应适当加量。

饮水以白开水最佳，矿泉水、纯净水也不错。另外，豆浆、牛奶等不仅含有大量的水分，提供人体所需水代谢的需要，而且其富含的膳食纤维、钙质和微量元素还能满足糖尿病患者对营养物质的需求。

二、除白开水之外，茶是最好的饮品

常有糖友问：糖尿病患者能喝茶吗?

科学家早就发现，茶叶中含有450多种有机化学成分，40多种无机矿物元素。其中，茶多酚和茶多糖对于糖尿病患者意义最大。

茶多酚是茶叶中黄烷醇类、花色苷类、黄酮类、黄酮醇类、酚酸类等多酚类物质的总称，其中以黄烷醇类为主。茶多酚是茶叶色香味以及保健功能的主要成分之一，茶多酚不仅具有解毒和抗辐射作用，而且能够调节人体的糖代谢障碍，降低血糖水平，从而达到防治糖尿病的目的。茶多酚的降糖机制在于，通过抑制糖苷酶的活性，减少蔗糖和淀粉的吸收，延缓其分解，从而抑制口服蔗糖和淀粉后血糖的升高。

茶多糖是一种酸性糖蛋白，结合有大量的矿物质元素，也可以有效地降低血糖。茶多糖降血糖的原理是：一方面，茶多糖通过提高机体的抗氧化功能，将体内产生的过多自由基清除出去，保护胰岛β细胞免受自由基的侵害；另一方面，茶多糖可增强葡萄糖激酶的活性，葡萄糖激酶主要存在于成熟肝实质细胞和胰岛β细胞之中，在胰岛素的调节下催化葡萄糖转变为6–磷酸葡萄糖，进而形成肝糖原，达到降低血糖的作用。

因此，糖尿病患者是可以喝茶的。茶水不仅可以降低人体血糖，而且能够为人体补充足够的水分，其中富含的维生素、茶碱等微量元素和多种营养成分能够满足人体所需，其健脑、提神、降脂、降压等功效也对人体大有裨益。喝茶何乐而不为呢？

目前，常见的茶叶有绿茶、黄茶、乌龙茶、红茶、黑茶、白茶六大茶系，不管哪种茶叶，茶多酚和茶多糖都是其中重要组成部分，因此无论喝什么类型的茶，都能对控制血糖发挥积极作用，你只需根据季节、体质、身体状况和个人偏好等选择适合自己的即可。

三、糖尿病患者能喝酒吗

常言道，茶酒不分家。那么，糖尿病患者能喝酒吗？

酒是五谷之精华，适量饮酒能够起到御寒取暖、活血通络、调节精神等积极作用，因此成为逢年过节、亲友聚会的必备之物。但是对于糖尿病患者而言，酒的弊端也较为明显。

首先，饮酒会增加肝脏负担。酒精的分解主要在肝脏中进行，糖尿病患者的肝脏解毒能力相对较差，饮酒会在某种程度上加重肝脏的负担，过量则容易发生高脂血症和代谢紊乱。

其次，饮酒会影响糖尿病患者的胰岛功能。饮酒会使胰腺受到刺激，影响胰腺分泌液的成分，进而影响胰岛素的正常分泌。

最后，饮酒容易恶化病情。糖尿病患者需要控制饮食和热量摄入，而酒精属于高热量食物，每克酒精的热量高达7000卡，摄入过量容易引起病情恶化。

因此，糖尿病患者能否饮酒要具体问题具体分析。病情较轻的，可以少量饮用一点，选择啤酒、红酒等低度酒；病情不稳定或者较重者，或者刚刚服用或注射过胰岛素的，建议禁止饮酒。

一般来说，患者饮酒时应注意以下几点：

1．限量限次。啤酒不超过400毫升，葡萄酒不超过150毫升，白酒不超过50毫升（以30%酒精含量计算），每天最多一次，每周不宜超过两次；

2．饮前饮后注意事项。饮前摄入一定的主食，忌空腹饮酒，饮后也吃一点健康的零食，并且检查血糖变化，以免引发低血糖。

精彩对话▼

“你们各自的饮水习惯是怎样的？”

“我以前只喝纯净水，现在也喝茶，普洱茶和绿茶都挺好。”

“我也喝普洱茶，现在上午喝苦荞茶，下午喝白开水。饮料，我从来不喝！”

“我除了喝水喝茶，还喝一点酒。多是红酒，例如洋葱泡红酒。白酒原则上不沾，即便沾也不超过40毫升。”

随着糖尿病患者对糖尿病相关知识的逐步了解，以及对自身状况的慢慢掌控，大家对于健康合理饮水渐渐有了心得。除了饮水和饮茶，对于饮酒也有所克制；至于饮料，由于无法得知其中添加的是哪种糖、多少量，已经被“屏蔽”。这是一种理智而正确的选择。总之，科学合理地多饮水让糖尿病患者获益良多。

专家观点▼

健康的饮水习惯：

1. 每天饮用1500至2000毫升水；
2. 白开水是最佳选择；
3. 多喝茶，少饮酒；
4. 尽量不喝各种饮料。

-6-

无糖、降糖食品是敌，还是友

随着肥胖人数的增多，以及糖尿病人群的逐步扩大，传统含糖食品令他们望而却步，市场上对于含糖量较少甚至不含糖的食品之需求日渐旺盛。在这种情况下，无糖食品应运而生，赢得了不少消费者的欢心，对于糖尿病患者而言，不失为一大福音。

一、无糖食品是否真的无糖

根据国际惯例，无糖食品是指不含食糖的甜食品，食糖主要指蔗糖和淀粉糖，其中蔗糖包括甘蔗糖、甜菜糖等，淀粉糖包括葡萄糖、麦芽糖、果葡糖等。

具有食糖属性同时可以代替食糖的糖类，称之为代糖。代糖主要是糖醇，包括木糖醇、山梨醇、麦芽糖醇、甘露醇等，而非糖精等高倍甜味剂。中国目前获批可以使用的代糖有木糖醇、山梨醇、麦芽糖醇和乳糖醇，根据相关文件的规定，要求固体或液体食品中每100克或100毫升的含糖量不得高于0.5克。也就是说，只要符合国家相关要求，使用木糖醇、山梨醇、麦芽糖醇或乳糖醇作为代糖，并且满足每100克或100毫升的含糖量不高于0.5%，就是健康的。

无糖食品中使用的代糖有糖的口感，却没有简单糖的高能量，同时有益健康，不仅成为糖尿病患者的专用食品，提升糖尿病患者的生活品质，而且获得了更多年轻人的青睐，尤其是受那些有意控制体重、防止蛀牙的年轻人的喜爱。

当然，代糖并非完美无瑕。首先，代糖的甜度普遍很高，摄入太多会对身体有害，因此才有含糖量不高于0.5%的规定；其次，部分代糖热稳定性较差，例如阿斯巴甜在高温加热时容易水解，生成苦味物质，因此不宜制作面包、饼干、蛋糕等高温烘焙食品，此外阿斯巴甜在人体胃肠道酶的作用下可分解为苯丙氨酸、天冬氨酸和甲醇，因此不适合苯丙酮酸尿患者食用。

放眼当前市场，是否所有的无糖食品都符合国家相关规定呢？

遗憾的是，答案不尽如人意。

玩弄文字游戏者有之。个别企业在文字方面“下工夫”，尽力在“无糖”两个字上做文章，例如在“无糖”两个字背后标注“无蔗糖”字样，实际上产品中含有葡萄糖、果糖、乳糖、麦芽糖等单糖或多糖，又或者在配料表中标注加有白砂糖、红糖，实际上是在有意地混淆“无蔗糖产品”和“无糖产品”的概念。

偷梁换柱者有之。有些企业将蔗糖的替代品糖精钠充作甜味剂，却声称是“无糖食品”。糖精钠虽然热量较低，但是会在人体内沉积，影响人体健康，世界各国都对糖精钠的用量有严格的限制。

标注不规范者有之。有些企业在食品标签中仅仅笼统地表示使用了“甜味剂”或“蛋白糖”，对于甜味剂真实的化学名称三缄其口，有的所谓“蛋白糖”其实是由糖精钠和糖配方而成，对人体健康有害。

中国消费者协会曾经对北京市场上销售的无糖食品进行过测试，发现14种无糖食品中5种含有糖精钠，2种含有甜蜜素，3种既含有糖精钠又含甜蜜素。糖精钠和甜蜜素都是有害代糖，不可多食。

因此在这里不得不提醒消费者，无糖食品虽好，但是在购买时一定要选择质量、信誉和口碑有保障的厂家。买对了产品，那么它们就是有益的朋友，否则就是有害的敌人。

专家观点 ▼

不含糖的潜台词可能是指不含蔗糖，不等于食物本身适合糖尿病患者食用，两者之间不能画等号。

二、降糖食品真的能降糖吗

与无糖食品几乎同时出现的，是降糖食品。

前文我们提到过，苦瓜、洋葱、黄瓜等天然食物有部分降糖的功效，那么经过工业生产出来的所谓降糖食品，真的有降糖作用吗？

千万别信！

早年，一些不良商家觊觎市场需求，以打擦边球的方式混淆“无糖食品”与“降糖食品”的区别，诱使糖尿病患者购买所谓的“降糖食品”。糖尿病患者以为此类食品有助于降低血糖，自然青睐有加，实际上花大价钱买来的所谓“降糖食品”不过是普通的无糖食品罢了。

更加令人气愤的是，少量不良厂家为了营造确能降糖的假象，在食品中添加某些药物，欺骗糖尿病患者的情感，骗取消费者的金钱。实际上，真正意义上的降糖食品根本就不存在，不过是商家出于经济利益有意炒作罢了。

后来，随着市场的日益规范，以及国家加强对该方面的管理力度，打着“降糖”幌子的食品逐渐从市场上消失了，为糖尿病患者营造了一个正确、健康的食品环境。如果现在有所谓的“降糖食品”出现，可以确信违法添加了某些药物，当敬而远之。这些违法添加的药物，轻则影响健康，重则危及生命，不可不察。

专家观点 ▼

> 如果你相信无糖食品，其实最好的无糖食品是自己做的，无糖就是不添加糖而已，非常简单。

-7-

战胜糖尿病不难，个人习惯有力量

孔子说："少年若天性，习惯如自然。"亚里士多德说："总以某种固定方式行事，人便能养成习惯。"诚然，各种各样的习惯之形成，大抵都与个人的经历、地方的风俗、社会的习俗、道德的传统等有着千丝万缕的联系。

每个人的习惯不尽相同，正如一千个读者便有一千个哈姆雷特，一千个人也有一千种习惯。饮食习惯、运动习惯、生活习惯、工作习惯等等，构成了一个人日常行为不可或缺的组成部分，从而塑造了一个清晰完整的、具有立体感的生命。对于糖尿病患者而言，防治糖尿病是生命中最为重要的事情之一，从这个角度来说，个人的习惯对于防治糖尿病具有举足轻重的作用。

人的饮食习惯，显然是有千差万别的。

出生于20世纪50年代的人们，经历过新中国初建的狂喜，也遭受过艰辛生活的磨砺。那个年代的人们，对于饮食是无所讲究的，能够填饱肚子就是最大的幸福。糖尿病之所以被人称为"富贵病"，与那个年代糖尿病鲜见，以及糖尿病发病率相对较低有着直接的关系。许多老人记忆犹新，至今对年少时清贫穷苦的日子难以忘怀。倒不是贫穷的日子多么令人欣喜，而是因为饮食习惯大多是在少时养成。后来，随着经济发展和社会进步，生活水平逐渐好了起来，一种新的饮食习惯形成了，于是糖尿病出现了，随着时间的推移，越来越多的人加入了糖尿病患者的行列。当大家都意识到饮食对于防治糖尿病的意义，很多人开始怀念过去，为了健康又恢复了从前的饮食习惯——“一夜回到解放前”，过程并不是一两句话那么轻描淡写。像艰难岁月里一样啃窝窝头，如贫穷年代里一般嚼老青菜，本就不是什么值得炫耀的事情。但对很多糖尿病患者而言，却是餐餐吃、天天吃、月月吃以至年年吃。青菜是青菜的味道，菜花是菜花的味道，油菜是油菜的味道，菠菜是菠菜的味道，原汁原味地吃下去倒也挺好——儿时养成的习惯终于回来了，虽然在如今的年轻人看来，这简直是一种痛苦不堪的饮食方式。

年轻人对老人说：“你们的世界我不懂。”

老人对年轻人说：“我们的世界你终会懂。”

没有患糖尿病的年轻人，自然不会明白患病的老人；年轻人终会老的，如果不注意养成良好的饮食习惯、生活习惯，难免会成为潜在的糖尿病患者。我们在这里提醒年轻人注意自己生活习惯的同时，也在告诉广大糖友，其实过于简单的生活并不可取，适当地作一些调整未尝不可，下面这位糖友就是很好的榜样。

这位已经患病三十年的糖友，是个善于营造精细生活的人，但她从来不大鱼大肉、暴饮暴食，如执行清规戒律一般维持着基本的饮食需求。令人惊奇的是，她总是变着花样让自己的饮食显得丰富多彩一些，例如醋蒜。醋蒜的做法并不复杂：罐子一只，大蒜若干，陈醋数瓶，浸泡半月便可食用。醋可软化血管、降低胆固醇，蒜可杀菌、降低血糖，醋与蒜的结合，对于防治糖尿病可谓有百利而无一害，因而成了家中必备食物。实际上，她的家中还有各种各样的酱以及其他调味品，当窝窝头、青菜们实在索然无味的时候，这些“花样”给了她莫大的安慰，让生活继续有滋有味。这一习惯开始于她被确诊为糖尿病后的五六年间，此后坚持至今，已有三十年。要说从未遭遇大餐的诱惑，那是自欺欺人，但是良好的习惯给了她无限的能量，这就是习惯的力量。

当然，并不是所有的人在面临糖尿病的攻击时，都能保持良好的、应有的习惯。有人每隔一段时间就会“放纵”一下自己——不管食物健康与否，不考虑食物升糖指数是高是低，也无所谓食物含糖量究竟多少，只求吃个痛快，弥补自己心头的遗憾。当然，更多的人依然在坚持着，即使逢年过节、亲友聚会也竭力克制。

养成一种新的习惯确实不易，改变已有的习惯同样困难。问题在于，已成的习惯是否满足防治糖尿病的需求呢？上面提到的那位糖友，数十年养成的习惯时刻督促着她，即使千里迢迢前往西双版纳旅游，仍然带着她的窝窝头、她的醋蒜，实在是值得年轻人取经学习。

糖友如是说 ▼

为了自己的身体，为了对家人负责，同时也为了对社会负责，我必须得坚持。

极端不可取，放纵更不可为，最好的办法就是养成良好的习惯，以好的习惯为防治糖尿病保驾护航。成为苦行僧并非目的，将糖尿病防治落到实处才是目标。

前文我们曾提到过“八六三”项目，作为一种防治糖尿病的中医疗法，它并不苛求患者一味地控制“入”的问题，同时想方设法解决“出”的问题。“入”的方面，即严格控制摄入量；“出”的方面，即提高人体代谢率。根据“八六三”计划的科研成果，严格控制摄入量与提高人体代谢率相辅相成，缺一不可。将两个方面合二为一，才是真正人性化、科学化的防治之道，这与中医讲究阴阳平衡、动态平衡的理念是完美契合的。

对于个体患者而言，在“出”“入”和谐关系的指导下，养成与之相匹配的生活习惯、饮食习惯，不失为一种与时俱进的选择。接下来，嘴馋了，不妨来点儿零食，肚饿了，也可适当地加个餐——只要别导致高血糖，别引起低血糖，把血糖控制在安全范围内，那么有何不可呢？原本很枯燥、很单调甚至很无味的生活，其实可以通过糖友的自我创造展示出快乐、多彩的一面。诚如古罗马哲学家爱比克泰德所说：“是否真有幸福并非取决于天性，而是取决于人的习惯。”

习惯，好的习惯，其实就是一种有效的疗法。我们不妨按照苏联作家奥斯特洛夫斯基建议的那样——人应该支配习惯，而绝不能让习惯支配自己。

糖友如是说▼

我已经把我一天的饮食分成了六餐，这其中的三餐，我会用一些小饭盒装起来，比如这个罐子刚好可以装一个水果或一个鸡蛋，这个盒子就可以装黄瓜和坚果之类的。没有这些盒子，我的生活质量保证不了。

| 第十章 |

迈开腿

管住嘴，只是防治糖尿病的第一步，迈开腿，则是更为重要的第二步。生命在于运动，运动对于糖尿病患者而言同样重要，它不仅可以增强体质，而且能够改善血糖，达到防治糖尿病的目的。那么，糖尿病患者适合哪些运动？又该如何运动？其中又该注意些什么？如何规避运动中的误区？诸如此类的问题，需要我们逐一摸索和解答。让我们迈开腿，向前走，治好病……

-1-

适度运动对糖尿病患者有益无害

说到伏尔泰，这位法国启蒙运动的旗手，人们多将之与“思想家”“诗人”等字眼联系在一起，猜测他大部分时间应该是在书房和书桌前度过的。其实不然，这位在世82年的“欧洲的良心”，可谓是十足的运动爱好者，跑步、击剑、骑马、游泳无一不通，80岁高龄时还和朋友一起登山看日出。“生命在于运动”，就是伏尔泰的格言。

保持健康的最好方法就是运动，天天坚持运动，每天坚持一小时，效果就会截然不同。常见的运动方式有散步、跑步、游泳、骑车、爬山、跳绳等等。运动可以消耗人体多余的热量，让身体接受良性刺激，使人体机能保持活力，同时增强体质，提高人体免疫力，预防各种疾病。

反之，不运动则问题多多。

美国疾病预防控制中心透露，全球每年大约有300万人死于不运动。在美国，缺乏运动、肥胖是社会两大公共卫生问题。美国2004年健康行为调查数据显示，四分之一的美国人不做任何运动，只有三成的成年人达到美国疾控中心推荐的标准。这一标准其实并不苛刻：每天运动不少于30分钟，每周运动不少于5次。不运动的直接结果就是，过半数以上的成人超重和肥胖。

进一步的调查研究证明，每周运动时间超过7个小时，患冠心病的危险可降低50%，患心脑血管疾病的危险可降低45%；与体重正常的人相比，超重者患心衰的危险增加30%，肥胖者则增加一倍。实际上，上述问题已是一个全球性问题，中国也概莫能外。

运动之于普通人群的重要性已是不容置疑，那么对于糖尿病患者又有哪些益处呢？

运动有助于糖尿病患者陶冶情操，培养生活的情趣，放松因患病而引起的紧张情绪，提高生活质量；

糖尿病会加重骨质疏松，尤以老人最为明显，运动则能够防止骨质疏松；

运动能够提升肌肉和组织对体内糖分的利用率，从而降低血糖、减少尿糖，胰岛素的需求量也会因此减少；

2型糖尿病患者中肥胖者居多，运动不仅有利于减轻体重，而且可以促使胰岛素受体数上升，提高胰岛素的敏感性，达到降低胰岛素用量的目的；

运动能降低高血压并增加血管的弹性，对于糖尿病高血压有一定的防治作用，尤其对中轻度高血压效果明显；

适当运动使人心情舒畅，利于身心健康，长期坚持可促进新陈代谢，增强人的体质，改善心血管功能，减少糖尿病心血管方面的并发症；

运动能够锻炼心肺功能，加强循环及呼吸功能，使身体更加强壮，因而对糖尿病并发症能起到一定的预防作用。

此外，运动还能帮助肌肉更多地利用体内的脂肪酸，降低血清甘油三酯、极低密度脂蛋白和低密度脂蛋白，提高高密度脂蛋白，增强脂蛋白的酶活性，从而预防脑动脉硬化、冠心病等并发症。

因此我们说，加强运动不仅对正常人的健康有益，对于糖尿病的预防与治疗也有重要意义。关于这一点，部分糖友已经清醒地意识到了，并在运动方面颇有心得。其中两位女性糖友因为年纪较大，主要以走路为主，少时一天6 000步左右，多时一天15 000步上下。此外，她们还参加各种各样的群体活动，例如健康操、整体操等等。另有一位男性糖友年纪稍轻，他主要选择跑步和蹬自行车等有氧运动，为免伤害自己的膝关节，他在运动方式和运动量的选择方面较为谨慎。

运动固然重要，科学地运动更加重要。运动是一门科学，我们必须遵循规律，才能使运动更科学、更有效。中国哲学思想中有一个重要观点叫“中庸”，它要求凡事适量、张弛有度，运动也是如此。例如大病初愈者、年老体弱者，或者手术完成不久的人、患有心脑血管疾病的人，是不宜做剧烈运动的。一部分人缺少运动的同时，另有一部分人因为运动过量或者不科学而致病甚至致死，不失为一种遗憾。因此近些年来，个性化科学运动渐渐流行起来，即根据每个人的体质差异，按照体质的强弱确定运动量、选择运动方式，制定个性化、科学化的运动方案，从而把运动上升到一门个性化的科学。对于糖尿病患者而言，可谓是一个利好消息。

专家观点▼

中老年人不太适合登山之类的剧烈运动，平缓地走路更适合。

-2-

适合糖尿病患者做的有氧运动

所谓有氧运动，是指能够增强体内氧气的吸入、运送及利用的耐久性运动，例如步行、快走、慢跑、竞走、滑冰、游泳、骑自行车、打太极拳、健身舞、韵律操、跳绳、打篮球、踢足球等等。相对于如跳高、举重、跳远、赛跑、投掷等类具有爆发性的非有氧运动而言，有氧运动是一种恒常运动，具有强度低、有节奏、不中断、持续时间长等特点。

一、糖尿病患者应以有氧运动为主

纵观有氧运动整个过程，人体吸入的氧气和所需要的氧气量大概相等，即吸入的氧气量基本满足体内氧气的消耗，不存在缺氧的情况出现。当前，有氧运动是保持身心健康最科学、最有效的运动方式，尤其适合糖尿病等慢性疾病患者。无氧运动由于强度较高，较为剧烈，则不适合糖尿病患者。

对于糖尿病患者而言，有氧运动可以增加骨骼肌细胞对胰岛素的利用，形象地说，就是能够增加将葡萄糖“抓入”细胞的载体，胰岛素抗阻性可以得到显著改善；通过有氧运动，患者可以有效改善血压和心肺耐力指标，降低血液中总胆固醇、甘油三酯和低密度脂蛋白，并能提升体内胰岛素的分泌。这些优点有助于糖尿病患者树立坚持不懈地进行有氧运动的信心和动力。

糖尿病之所以不宜做无氧运动，是因为无氧运动会使茶酚胺分泌增多，抑制胰岛素分泌；会促进肝糖原及肌糖原分解，抑制葡萄糖的利用；无氧运动中脂肪供热作用的增加，会间接减少肌肉对糖的利用。除此之外，无氧运动时人的交感神经兴奋起来，会增加胰高血糖素的分泌，加之糖皮质激素和生长激素水平的升高，会导致肝糖原输出增加，进一步升高血糖。因此，糖尿病患者应尽量避免无氧运动。

在进行有氧运动的过程中，以下三个原则要坚持：

有氧运动应坚持量力而行的原则。每个人的身体状况、病情各不相同，应该选择最适合自己的项目，否则效果会不尽如人意。

有氧运动应坚持循序渐进的原则。可从散步、打太极拳等强度较小的项目开始，逐步过渡到跑步、做操等强度相对较大的项目。

有氧运动应坚持持之以恒的原则。每次运动的时间要有所保证，每周运动的次数要有所保障，三天打鱼、两天晒网是不可取的。

在上述原则的指导下，我们可以更有针对性、目的性、方向性地开展有氧运动了。

专家观点 ▼

不管你是通过运动来健身、减肥，还是养生，或者预防糖尿病，首先要选一个你喜欢的、能坚持的运动项目，你要是不喜欢就肯定坚持不下去。

二、1型糖尿病患者选散步

散步是最易得到糖尿病患者认可的有氧运动方式之一。相关研究证明，人散步时的吸氧量大概是静坐时吸氧量的三倍，散步不仅可以增加心、脑的氧气供应，使大脑的活动量得到增强，而且对缺血性心脏病有利，使人精力更加充沛。此外，散步时氧气供应较为充足，可促进人体的脂肪代谢，有利于消耗体内的多余脂肪，对心脏功能不好的老年患者尤为有益。因此，散步是众多1型糖尿病患者和老年糖尿病患者的最爱。

散步简单易行，饭前饭后皆可，不受设施、场地等客观条件的限制，又能有效地降低人体血糖，如果亲人朋友一起散步，还能交流感情，放松身心，实在是一种既健康又简单的有氧运动方式。现实中，很多糖友将散步作为首选的有氧运动方式，多年坚持下来，取得了不错的效果。

三、2型糖尿病选慢跑

2型糖尿病大多肥胖，可以选择中等强度的有氧运动方式，例如慢跑、登山等等。如果患者年纪较轻，可以在此基础上进一步选择跳绳、快跑等高强度或对抗性运动。

一位条件较好的糖友患病之后，请来健身教练来对其进行运动指导，除了走路一类的耐力运动之外，他还在健身教练的指导下加强两个方面的运动：一是柔韧性训练，压腿，伸展，柔韧性得到很好的锻炼；二是力量运动，腿部的力量，手臂的力量，腰部的力量，都得到了增强。

原则上我们并不建议糖尿病患者过多进行诸如上述糖友进行的无氧运动，但如果是在专业教练的指导下是可以适当参加一些的。

近年来，部分科学家指出，每周进行两次阻力为轻度或中度的肌肉运动，例如举重训练，是有助于有氧运动获得更大程度代谢改善的。

四、中医养生运动

传统中医讲究运动养生，古人说的“动则不衰”，与“生命在于运动”可谓异曲同工。目前流传于世而又行之有效的养生方法不下百种，其中以太极拳、五禽戏、八段锦等流传最广、影响较大。

不同的养生方法，动作上自成体系，理论上各有侧重，都能达到锻炼身体的目的，养生益寿的积极作用为世人公认。

对于糖尿病患者来说，这些古人流传千百年的运动养生方法，依然有着不可估量的积极意义，放眼中国各地的公园，从事太极拳和习武运动的简直不计其数，其中不乏糖尿病患者。可见中医在运动防治糖尿病方面有着深刻的历史和文化底蕴，是一个值得后人深耕细作去汲取营养的丰厚宝藏。

专家观点▼

我比较推崇中医的养生方法。中医讲究气血运行，历史上练书法、练武术或练太极的人活得都特别久，从事激烈竞技体育的人，寿命往往赶不上他们。我觉得是养生方式的原因。

-3-

运动没规律，等于白动

法国作家巴尔扎克说："有规律的生活原是健康与长寿的秘诀。"对于糖尿病患者而言，这一论断同样适用。

一、规律运动是延年益寿的关键

1992年，美国密歇根医学院开启了一项历时14年的跟踪调查。科学家选择了9611位中老年人作为调查对象，他们的年龄多在50至60岁之间，调查项目主要包括健康状况、运动方式、教育背景、家庭收入等。科学家将接受调查的人群分为三类：15.2%的人很少运动，平均每月散步不到一次；13%的人经常运动，运动间隔和强度都很有规律；其他的划归为偶尔运动。科学家每年对他们的情况进行跟踪研究，一直持续到2006年。这14年间，先后有810人死亡，通过对性别、年龄、病史、健康情况、运动方式等因素进行综合对比分析后，科学家得出一个结论：保持规律运动可以使死亡概率降低38%！

这一结论很快得到美国权威健康专家的支持，并迅速在全美得到普及，由此可见规律运动意义之大。此项研究的首席科学家告诫人们，成年人尤其是年过半百的老人，养成规律运动的习惯是健康以至长寿的重要保证；运动量不需要多大，只要保持一定的规律，不论是散步还是跳舞，抑或园艺种植活动，都能起到保持健康、延年益寿的目的。

这位科学家进一步指出，通过长期的跟踪调查研究和综合全面的个案分析发现，即使心血管病较为严重的患者，只要坚持规律运动，同样可以降低死亡概率，这就消除了少数健康专家关于运动会加重心血管病患者心脏负担的疑虑；同时，规律运动是良性循环的开始，可以减轻体重、降低血压和血糖，为糖尿病患者进行有规律的运动奠定了科学基础。

在国内，因为坚持规律运动而收获健康的糖友不在少数。来自西安的老周已经60多岁，患有2型糖尿病也已十多年。刚刚确诊糖尿病时，他体型偏胖，体重155斤，空腹血糖约为8.0毫摩尔/升。如今十多年过去，体重保持在130斤，空腹血糖稳定在5.2毫摩尔/升。说到他的“成功经验”，答案就是规律运动。在确定患有糖尿病之后，老周听取医生的运动建议，每天走10千米，用时两小时，刮风下雨从不间断，即便赶上下雨天，也要撑着伞坚持。如今十四年过去，他不仅爱上了徒步运动，还参加了马拉松比赛。

如果每位糖尿病患者都能像老周一样赢得健康，获得快乐，那该有多好。遗憾的是，中国有2/3的糖友运动不规律，他们的健康状况令人担忧。

二、规律运动对糖尿病患者的好处

那么，规律运动究竟对糖尿病患者有哪些切实的帮助呢？

1．对于空腹血糖调节受损和葡萄糖耐量减退的糖尿病前期患者而言，规律运动可以改善糖耐量，延缓糖尿病的发生；

2．对于体重偏胖的2型糖尿病患者来说，规律运动能够减轻体重，进而增强患者自信心；

3．对于血脂偏高的2型糖尿病患者来说，规律运动能够纠正血脂代谢异常，有利于血脂控制达标；

4．规律运动可以使胰岛素的敏感性增强，减少胰岛素的用量，有利于血糖的降低；

5．规律运动可以降低糖尿病并发症的风险，提高患者的运动能力，改善患者的生活质量；

6．规律运动可以预防老年糖尿病患者的骨质疏松症，对于已有骨质疏松的老年患者有一定的治疗作用。

此外，规律运动能够促进人体血液循环，改善血液的高凝状态，增加血液纤溶蛋白的活性，降低血小板的黏滞状态，进而使心、肺功能得到有效改善；规律运动还可以预防高血压，缓解轻、中度高血压，对预防动脉粥样硬化及冠心病也有一定的作用。

三、运动不规律，靠补也没用

当前，糖尿病患者运动不规律最常见的表现就是：平时不运动或少运动，周末多运动或剧烈运动。尤其是一些上班族，周一到周五通常工作繁忙，无暇顾及运动的事情，等到周末便拼命加量，疯狂地补充运动量。他们大多没有意识到，这样做不科学也不可取。

规律的运动是：每天不少于30分钟，每周不少于5次，效果会非常明显；如果运动时间实在有限，每周至少要保证3次；运动以中等强度为佳；运动时间没有严格的规定，早晚皆可。

专家观点▼

对中老年人来说，团体运动更加适合，因为一个人确实相对难一点，团体活动相互鼓励、沟通，能够调节心情。

如果没有规律性可言，短期的剧烈运动容易超出身体负荷，甚至造成损伤，导致体内血压骤升，诱发心血管和视网膜病变，有蛋白尿的糖友还会增加肾脏负荷，加剧蛋白尿。

相对而言，老年糖尿病患者在运动规律方面更有保证。

一位老年糖友的运动规律是这样的：早晨5点钟起床，先把家里归置完，然后下去遛弯；遛弯回来，接着去买菜；9点半开始在院里跳佳木斯舞和大河健康操，大概两个小时；跳完后回家吃午饭，吃完后休息到下午3点多出来，跟楼上大姐遛她们家小狗，一小时后回来做晚饭；晚饭后院里蹦迪，跟他们蹦一会儿，8点半回家。

另一位老年糖友的运动规律是：每餐之后走3000步，三餐之间做八段锦、太极功、太极拳。八段锦、太极功、太极拳不是集体进行，而是个人独自去做，天气不好就在屋里做，天气好则去公园或者小花园里做。

上述两位糖友，运动比较有规律，因此虽然患病多年，但是病情一直较为稳定，血糖值的波动也较小，值得中老年糖友学习。

糖友如是说▼

有规律的运动，让我的生活很丰富，生活得特别充实。

总之，有规律的运动才能增强体质，提高抗病能力；才能增强肌肉等组织对胰岛素的敏感性，减轻糖尿病患者的胰岛素对抗；才能更好地利用糖脂，增加糖的利用；才能改善人体代谢，降低体内血糖；等等。

-4-

运动之前一定要看的注意事项

前面我们谈了糖尿病患者该如何选择运动方式，即以有氧运动为主，同时应保持一定的规律，以求获得更好的运动效果。至此，糖友们可谓完成了迈开腿的理论准备工作。下面，我们就来聊聊运动前后应该注意哪些具体事项，以期让运动效果看得见、摸得着。

一、运动装备早准备

运动开始之前，须准备合适的鞋袜和衣服。

糖尿病患者运动时适合穿着密闭性、通气性好，柔软度、舒适度高的鞋子和袜子，因为部分糖尿病患者有周围神经病变而导致脚部感觉减退，还有的足底皮肤增厚变硬，不合脚的鞋袜容易损伤脚部。一般来说，质量较好的运动鞋、胶鞋和棉袜都能满足需求。

衣服则必须满足防晒、防暑或防体温下降等要求，例如天气潮湿时应选择吸水性和透气性好的棉织品，以便及时排除身体的潮气；天气炎热时应穿轻便的棉织品，以便及时吸收运动时产生的汗水并使潮气蒸发，达到保持正常体温的目的；严寒季节里当多穿几层衣服，这样既能保温，一旦感到燥热又可方便地脱去外层衣服，使身体处于舒适状态，另外帽子、手套、口罩也不可少。

除了鞋袜和衣服外，最好准备一些糖果或饼干，以防运动过程中或者运动后出现低血糖；糖尿病急救卡片不可离身，上面要详细写明自己的姓名、地址、家人电话等相关信息，以防在运动过程中发生意外，保证自己能获得及时的救助。创可贴、手机等物要随身携带，以备不时之需。

此外，运动场所也不可忽视，附近的公园是不错的选择，若是离家较远，最好有家人陪伴，或者约上朋友一起，彼此好有个照应。

二、热身很重要

运动过程通常分为三个部分：热身运动、持续运动和恢复运动。充分的热身运动对于糖尿病患者是非常有益的，不仅能够调节身心的状态，提高骨骼和肌肉的灵活性及协调性，而且能够提升内脏器官的功能水平，提高神经系统的兴奋性，进而进入最佳的运动兴奋状态，全身心地投入到运动中去。反之，容易造成各类不适感觉，让运动效果大打折扣，甚至引起各种运动损伤。

鉴于糖尿病患者的身体状况，建议热身运动的内容以一般的准备活动为主，包括头、肩、腰、腿、脚腕及手腕等部位的活动，专门性的准备活动并无必要；热身运动的时间和活动量方面，主要随运动内容和实际状况而定，例如计划运动半小时，那么热身5～10分钟为宜，天气较冷时热身时间适当放长一些，活动量稍大一些，反之则时间稍短一些，活动量稍小一些。此外需要注意的是，热身运动后应直接进行持续运动，中间不必休息，否则会降低热身的效果。

三、不要急于马上停下来

运动引起的生理变化，不会随着运动的停止同时消失，通常在运动停止后一段时间内，身体及内脏器官仍处于运动状态。因此，糖尿病患者在运动完成后，不要急于马上停下来，应进行一定的整理活动，缓缓地结束。

假如运动后突然静止，供应骨骼肌的血液不能及时返回心脏，就容易出现大脑血液供应不足，进而导致头晕、眼花等不适症状，这点在站立状态下尤为明显；同时，肌肉得不到放松，使得疲劳感加重。

反之，运动之后积极做整理活动，不仅有助于血液循环的加快，利于四肢的血液向心脏回流，而且有助于乳酸的排泄，对于减轻肌肉酸痛、消除身体疲劳大有好处。同时，整理活动还有利于心肺功能恢复到安静状态，使身体更加舒适，精神更加愉悦。

整理活动的内容主要包含全身性的放松活动和肢体伸展活动，活动方式主要有慢走和四肢伸展，时间只需数分钟。整理活动的强度由中低水平到低水平，活动量由大逐渐变小，便能使肌肉主动放松，使身体逐步恢复到安静时的状态。

四、血糖监测不马虎

对于糖尿病患者而言，密切监测并及时掌握运动前后的血糖指数，不仅有利于掌控自己的身体状况，而且有助于让运动获得更好的效果。

运动开始之前检测，如果血糖指数正常，大可放心运动。

如若血糖介于4.4～5.5毫摩尔/升，建议补充适量甜食如糖果，或者一些碳水化合物如饼干等，以避免低血糖的出现。

如果运动时间较长，建议每隔半小时检测一次血糖，便于及时发现低血糖。

运动结束后，也需检测血糖。如果血糖值变化较小，可适量加大运动量或提高运动强度；若是血糖偏低，说明运动过量，要适当减少运动量或降低运动强度。当然，如果血糖长期较为稳定，且运动量、运动强度和运动习惯相对固定，患者无须每次都要检测，隔几天检测一次即可。

另外，监测心率也能方便快捷地了解自己的运动状况。心率的计算方式如下：

适宜的有氧运动心率=170—年龄数

根据公式计算出结果数据后，如果运动后实际心率与结果数据相差不大，则表示运动量和运动强度合适，过高则表明运动量和运动强度偏大，过低则表明运动量和运动强度偏小。

此外，每次检测都做好记录，将血糖值、运动时间、运动形式、心率等信息一一记录下来，便于评估运动的长期效果，并为适时调整运动方案提供依据。

专家观点 ▼

糖友运动的注意事项：

1. 选择适合的有氧运动；
2. 运动前要有热身运动；
3. 不要突然停止运动；
4. 运动前后监测血糖；
5. 与家人保持联系。

-5-

早起运动不一定效果好——关于运动的误区

以运动防治糖尿病正日益获得糖尿病患者的认可，越来越多的糖尿病患者加入了运动的行列，为了健康而迈开步子，甩开膀子，或起早贪黑，或挥汗如雨——然而，其中很多运动的误区也渐渐出现，有的误导了糖尿病患者，损害了糖尿病患者的健康，有的让人无所适从，有的令人不明就里。因此，有必要聊一聊常见的误区。

误区一：起床越早，运动效果越好

有些糖尿病患者认为，早晨起床越早越好，运动效果一定也是最好的，实则不然。我们都知道，人体都有一个生物钟，生物钟因人的生理节律而存在，不能随便被调拨，否则会影响人体正常的生理功能。过早起床则很容易打乱生物钟，导致人体生物节律紊乱，进而引发激素紊乱，导致血糖波动。另外，糖尿病患者早起后空腹，血糖大多处于低水平，运动容易加剧低血糖状态，会损害人体健康。

因此，我们一般不建议患者清晨运动，尤其不赞成过早起床做运动。最好是下午四点至六点。此时段血糖往往更为稳定，人体状态通常较好，是一日当中最适合糖尿病患者运动的时间了。

误区二：只要运动了，就能降低血糖

部分糖尿病患者认为，只要运动了就会降血糖，显然，这种观点是片面的，也是不科学的。

适当的运动，确实有降低血糖的效果，但是如果盲目运动，不仅不会降低血糖，反而导致血糖波动大，引发血糖升高。若是患者已有严重的并发症，运动容易损害身体健康，甚至可能会危及患者的生命。

糖尿病患者坚持运动疗法没错，但是必须在医生的指导下进行，并于运动前后做好相关的准备及监测工作，才能在迈开腿的同时收获理想的效果。

误区三：已经服用降糖药，运动就没有必要了

无论是口服降糖药物还是注射降糖药物，都是通过药物作用降低人体血糖的方法。俗话说，“是药三分毒”，药物降糖的副作用较为明显。

药物当然不是降糖的唯一方法，运动治疗与药物治疗不同，它是通过体育锻炼的方式消耗人体热量、减轻人的体重，进而降低血糖。因此我们说，运动本身就是一种降糖疗法，尤其是餐后运动降糖的效果最为明显。在实际中，药物治疗和运动治疗结合起来，才是最好的选择。

误区四：不喝则已，一喝尽兴

糖尿病的典型症状之一就是多饮，如果喝水不及时或者摄水量不足，可能会引发血糖升高，部分患者就此认为，运动过程中也应该及时补水，并且喝足才好，因此一旦口渴便大量饮用。

其实只对了一半。在运动中，患者觉得口渴是必然的现象，此时确需尽快补水，但是不能等感到口渴了才开始喝水，应该有意识地主动补充水分，以小口缓咽为佳。此外，运动过程中不宜大量喝水，只需缓解口渴症状即可。即便运动结束后也不该在短时间内大量饮水，以免引起水中毒。

误区五：做家务就是运动

部分糖尿病患者日常有不少家务需要操持，感觉忙完家务之后，身体状况与运动之后相似，于是想当然地认为做家务就是一种运动，因而觉得无须再去做专门的运动了。

实际上，虽然做家务具有运动的部分特点，但与糖尿病治疗意义上的运动是有本质区别的。做家务是以完成必要的家庭事务为主，不具有治疗运动连续性和运动量的概念，因此做家务通常无法满足治疗所需的运动量。有调查发现，即使较为繁忙的家庭主妇，其每天真正处于运动状态的时间通常不足两小时，而且运动强度普遍较低，难以达到治疗的效果。所以，对于糖尿病患者而言，即使每天要操持家务，也要安排出一定的时间进行运动，并需达到一定的运动量。

专家观点

做家务，例如洗碗、刷锅、擦地板等，虽然活动量挺大，但代替不了真正的运动。

误区六：累了，再运动就得不偿失了

有些糖尿病患者可能因为工作忙碌或者事务缠身，到该运动的时间了，发现自己有些劳累，觉得如果坚持去运动的话，会使身体更加疲惫不堪，反而不利于降糖，于是选择了中断运动。

对此我们一般建议，除非累到身体已经感到不舒服的地步，或者患者出现严重的并发症，否则不宜中断运动。坚持有规律的运动，并且保证适度的运动量，运动才有效果。以累作为借口，通常只是一种惰性的表现，不利于保持良好的运动心态。

除了上述误区外，剧烈运动对糖尿病有益、运动量越大越好等误区，以及对运动有无规律无所谓、热身运动可有可无等错误观点，大多在前文已经聊过，此处不再赘述。总之，打破运动中存在的误区，科学合理地开展运动，才能在迈开腿后获得理想的效果，收获期望的健康。

-6-

为糖尿病患者量身定做的疏糖操

两千多年前，东汉名医华佗模仿虎、鹿、熊、猿、鹤五种动物的动作发明了“五禽戏”，它是为了防病治病、延年益寿。

三百多年前，清代武师陈王廷结合众家武术之长，融合易学、中医等家思想，创编了“太极拳”，它讲究阴阳开合、刚柔相济、内外兼修。

今天，中医工作者根据传统中医的养生理念，结合当今糖尿病发展的现状和特点，编制了“疏糖操”，它以防治糖尿病为目标。

所谓“疏糖操”，顾名思义，就是“疏泄血糖”的锻炼，其中关键字是“疏”。前文我们曾经提到过疏肝调气法，它是中医治疗糖尿病的一种方法。疏肝调气法脱胎于从肝论治糖尿病的思想，认为肝脏功能失调是导致糖尿病的源头，因此治标当治本，应该从肝脏入手。肝脏的位置较为特殊，上是心和肺，下是脾和肾，在人体组织中起着承上启下的关键作用。肝脏通畅则身体健康，肝脏受阻则病理出现，从这个角度来说，必须保持肝的疏泄功能，保证人体气机上下出入的运动，保证全身气机的通畅。这就是“疏”字含义的由来。

糖尿病的关键字则是一个“糖”字，血糖等精微物质不能随清阳之气输布周身，淤滞于血中，就会出现高血糖；精微下泻，就会出现糖尿；脂肪、蛋白质等精微物质输布紊乱，就会引起糖尿病并发症。

糖不高不低方长寿，脂不多不少才健康。疏糖就是使气机顺畅，人体气血津液、营养物质顺利运送到四肢百骸，增加肺活量，调整肝脏的疏泄功能，再通过肝、肺功能把营养输送到全身，使糖得到充分利用，血糖自然而然就会下降。所谓疏糖操，就是通过这种方式控制血糖的锻炼。

下面我们就来大概聊一聊疏糖操的做法。

疏糖操的基本要求就是撑抱式，胳膊跟肩膀保持同一高度，手始终像抱一个球似的放在身前，身体微微下蹲，再撑起来，始终保持一种放松的态势。撑起来以后，后背在中医上讲属于阳经，前面属于阴经，这样一抱起来就达到了阴阳平衡，一撑起来肺活量就会增强。乍看之下，疏糖操有些练太极的架势，实际上它确实借鉴了不少太极拳的动作和思想，但是练太极时通常要有气运丹田等意念，疏糖操无须任何意念，就是一种锻炼。

疏糖操还有一个特点，它对场地、时间等并没有特别的要求。例如室外污染较重时，可以在家中进行，坐、卧、站、行都可以练；工作繁忙的糖友，甚至可以利用十分钟或二十分钟的工作间隙在办公室里进行。

专家观点▼

什么叫真正的锻炼？就是脑子什么都不想，在任何地方都可以做，疏糖操就是这种锻炼。

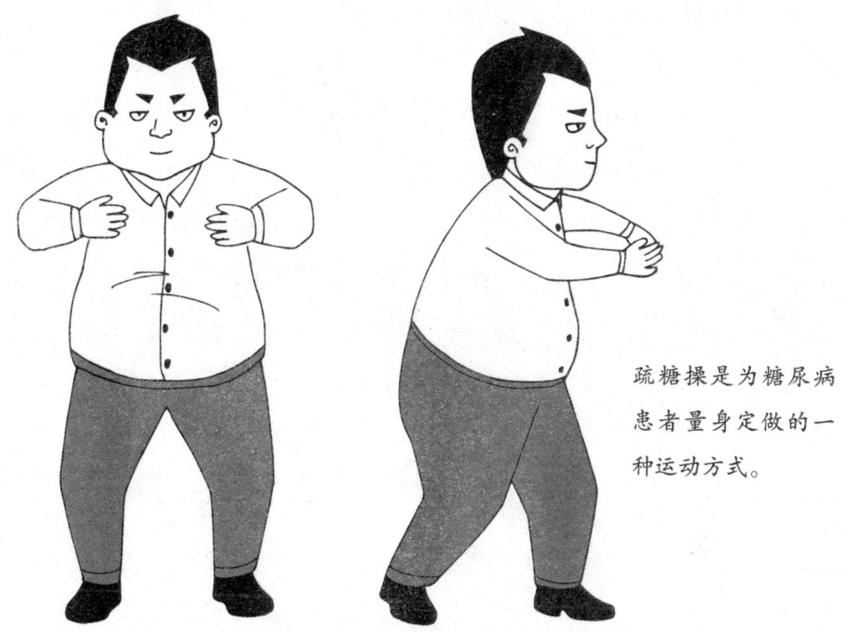

疏糖操是为糖尿病患者量身定做的一种运动方式。

有三位糖友在疏糖操专家的指导下，就前三节简单地做了一次练习：胳膊肘稍微抬起来，动作撑起来之后人的肺活量就起来了，站一会儿会感觉累，此时有一个向左侧的施力，左脚迈动旋转45°。推的时候手心向前，用脚带着身子，走的时候用腰带动身子，手则始终保持前方抱球的姿态。推出去，抱回来，再推出去，再抱回来，然后左转，施力的动作，然后向另一个方向迈上一步，45°，此时一定要用腰发力……

在这里要告诉大家，疏糖操虽然是为糖尿病患者量身定做，但是并不限于糖尿病患者练习，凡是有锻炼身体需要的，都可以将它作为一种运动方式。

另外，疏糖操借鉴了不少太极拳的动作和思想，如果此前练习过太极拳，那么就相当于有了疏糖操的基础，是很容易上手的。一般练习二十分钟左右，就会开始微微出汗，说明运动已经开始显现效果，疏糖操其实是一种有氧运动。另外有人问起，如果某位糖尿病患者腿脚不便，是否就不能练习疏糖操了呢？

对此我们强调说，疏糖操坐、卧、站、行都可以练，坐沙发上，躺在床上，都能完成相关动作。

经过短短几分钟的简单练习后，三位糖友明显感觉到全身都在运动，血液循环更加顺畅，通过抱球、旋转等动作，肺活量得到了锻炼，对颈椎、腰椎和脊椎都十分有益，是非常适合糖尿病患者和中老年人的有氧运动。大家不约而同地认为，疏糖操是可以为糖尿病患者带来更多健康的。

| 第十一章 |

大家一起来抗糖

从一个健健康康的人变成一位糖尿病患者，换了谁内心都无法保持平静，是自暴自弃还是直面危机，成为一道绕不过去的选择题。糖尿病不是普通的伤风咳嗽，无法三五颗药丸或者七八瓶葡萄糖便可痊愈，一旦患病便意味着一辈子的战斗。因此，糖尿病患者不仅需要家人的关注和支持，更需要社会的理解和帮助。可喜的是，各种各样关于糖尿病的组织如雨后春笋一般出现，给了每一位糖尿病患者温暖和希望。

请相信，每一位糖友都不是一个人在战斗，让我们携起手来，一起来抗糖！

-1-

坚持，还是放弃——首先是个心理问题

如果有一天，医生突然神色凝重地对你说："你得糖尿病了。"请问，你会作何反应?

就大部分糖尿病患者来说，以下三种心态最为常见：

其一，无所谓型。这类患者大都对糖尿病一无所知，在他们看来，伤风咳嗽是病，糖尿病也是病，无非就是一种病呗。感冒还会引起肺炎呢，糖尿病又能糟糕到哪里去？因此，他们对诊断结果抱着无所谓的心态，对于糖尿病的危害及可能出现的并发症一概视若无物。

其二，绝望型。医生确诊糖尿病后，多要求患者节制饮食，加强运动，合理治疗。此时，糖尿病就如同一座大山似的压得他喘不过气来，患者可谓"压力山大"，于是日日惴惴不安，夜夜担惊受怕，不等节食、运动，一个月下来便瘦了几十斤，时常灰心丧气地说：我不想活了！

其三，破罐子破摔型。这类患者较为复杂，他们一方面对糖尿病有所了解，一般情况下还会配合医生进行一些必要的治疗，另一方面却想吃就吃、想喝就喝，一切依旧我行我素，即使打着胰岛素，照样喝得烂醉如泥。在他们看来，反正这辈子都甭想治好，干吗为难自己！

显然，上述三种心态都不可取。他们的心理状况，决定了他们难以尽快进入患者的角色，更不利于糖尿病的防治工作。

纵观糖尿病的发展历史，上述情况并非个案，即使医疗技术极为发达的欧美国家，也难逃窠臼。关于糖尿病的治疗，中国有“五驾马车”一说，即宣传教育、饮食治疗、运动疗法、药物治疗和自我监测。在美国则多出两驾马车”，成为“七驾马车”，即在“五驾马车”的基础上多出健康心理和良好情绪。后两者，可以统一划归为心态方面。

精彩对话▼

“得知患上糖尿病，你是什么反应？”

“知道得病后，我表面上看起来很平静，但是内心深处有一种深深的恐惧。接受了一周的宣传教育后，才慢慢把心态调整了过来。”

网上流传着这样一个小故事：

一个军阀惩处死刑犯时，给所有犯人两个选择：要么一枪毙命，要么爬进一个不见光明、不知底细的黑洞。结果所有犯人都选择了前者。后来有一次，军阀的属下借酒酣耳热之际询问黑洞的尽头到底是什么，军阀哈哈大笑说：“摸索一天，就可以逃生了！”

这个故事告诉我们一个道理：没有希望，比死亡更可怕。

上述绝望型和破罐子破摔型患者，正是因为看不到治愈的希望，心理上难以接受，或者心态上难以保持平衡，进而跌入失望的深渊。反观之，一些患者因为拥有良好的情绪，或者过硬的心理素质，始终保持一颗战胜疾病的信心，进而战胜顽疾、创造奇迹的例子，古今中外可谓不胜枚举。

因此说，对糖尿病患者进行一定的心理治疗，是防治糖尿病不可或缺的组成部分。实际上，欧美发达国家在这一方面已经积累了不少经验。在北美，糖尿病教育分成三个阶段：第一个阶段，传授给患者糖尿病知识；第二个阶段，帮助患者进行行为改变；第三个阶段，为患者树立信念。

在糖尿病专家看来，患者树立了战胜疾病的坚强信念，才会自觉主动地学习知识和改变行为，宣传教育才能收到更好的效果，后期的治疗才能更加积极有效。为此，美国的糖尿病教育者经常专门到大学进行短期或业余进修，学习如何激励患者，如何帮助他们树立信心和希望。

专家观点▼

一个人从健康状态到疾病状态，需要一个心理适应的过程。这个过程是长是短，对身体带来的影响是不同的。接受得越快，身体恢复得越快；接受得越慢，风险就越大，发生并发症的可能性就越高。

心理治疗为什么对糖尿病患者那么重要呢?

糖尿病病理生理研究证明，在失望、焦虑、激动等消极情绪下，机体因应激状态会导致血糖上升，对胰岛素的需求量会增加。同时，应激状态下分泌过多的肾上腺素、去甲肾上腺素等又抑制胰岛素的分泌。如此一来，心理因素会促发或加重糖尿病，糖尿病加重心理障碍，以致病情越来越重，从而形成了一个恶性循环。对此，中医早有认识，例如《素问》中说，“精神不进，志意不治，故病不愈”，道出了心理治疗在糖尿病治疗过程中的重要作用。

那么，对糖尿病患者进行心理治疗，应该如何进行呢?

首先，糖尿病医生要有积极的心理素质，以自己乐观向上的言行和精神状态去影响患者；

其次，主动向糖尿病患者介绍有关糖尿病的医学常识，消除患者可能存在的误解，帮助他们树立科学、正确的糖尿病防治观念；

再次，建立良好的医患关系，赢得患者的信任和认可，从而帮助患者树立战胜糖尿病的信心；

最后，以支持疗法、分析疗法、个别心理疗法、集体心理疗法、家庭心理疗法等具体的措施，帮助患者全方位地认识和了解糖尿病，融入糖尿病防治的角色，以积极乐观的心态面对糖尿病，让他们看到更多的希望。

-2-

亲友——糖尿病患者的幕后英雄

迈入糖尿病患者的行列，显而易见是不幸的。疾病从来都是张牙舞爪的恶魔，将人们的生活撕裂得七零八落，还要踩在脚下肆意践踏一番——如果患者当真自暴自弃，结局通常就是如此。反之，如果患者振作起来，勇于面对一切不幸，结局可能会截然不同——可惜的是，不是每个患者都有直面病魔的勇气和信心，或者说其有足够勇气和信心去打败病魔。此时，作为患者生活中不可或缺的亲友们，就成了名副其实的“救命稻草”。当亲友们发挥出应有的积极作用，对于每一个糖尿病患者而言，毋庸置疑又是幸运的。很多时候，战胜糖尿病，亲友就是那个幕后的英雄。

那么，亲友在帮助家人防治糖尿病方面究竟能发挥哪些积极作用呢?

一、心理上的支持是无可替代的

亲友给予患者心理上的支持，主要表现在以下几个方面：

首先，对于患者的不良情绪不能置之不理，更不能火上浇油增添患者的心理压力；其次，要引导患者接触新事物，体验快乐开心的事情，令其感到生活的乐趣；最后，多疏导、多关心，营造充满温情的生活氛围，让患者感受到受重视、受关注。

患者的心情对于糖尿病的影响也已得到证实，根据监测的数据得知，心情好的情况下，血糖大概能降3毫摩尔／升，心情糟糕时，则会升高3毫摩尔／升。从这个角度来说，患者的心情在某种程度上就是最好的降糖药物。因此，亲友如果能为患者提供心理上的支持，使之保持快乐的心理状态，让他感受到生活的美好，那么患者的病情完全可能是另一种状况。

例如，一位丈夫近期心情糟糕，与妻子动辄吵架，血糖节节上升。后来妻子才知道，原来丈夫得了糖尿病，这才是他心情暴躁的根源。明白了前因后果，妻子便想方设法引导丈夫走出家门，做一些喜欢做的事情，例如旅游、观光。又陪着丈夫在家养花、养猫、养狗，转移丈夫的注意力，让他感受到更多生活的乐趣，结果丈夫的心情很快好转，血糖也逐步稳定下来。

另有一位糖友，家庭经济条件一般，生活压力较大，得知自己患了糖尿病后，身体状况、精神状况大不如前，时常情绪低落。他的爱人则不然，生活特别积极，帮丈夫养花弄草，不停地鼓励他，无私地支持他。妻子不急不躁的性格、从容不迫的态度和无所畏惧的精神，都深深地影响了丈夫，使他不由自主地积极、乐观起来，对于控制血糖起到了重要作用。因此，每每说起这位妻子，周围的人都肃然起敬。

专家观点

作为伴侣也好，子女也好，或者身边的朋友也好，应该多关注患者的心理有没有什么变化，或者性格、脾气有什么改变，然后采取和谐或者诙谐的方法去处理。

二、治疗上离不开亲友的帮助

在糖尿病的治疗方面，亲友同样发挥着重要作用。众所周知，饮食治疗、运动治疗、药物治疗是糖尿病患者每天都必须面对的生活内容。作为患者生活中最亲密的人，亲友掌握了饮食治疗的原则，就能对患者的饮食进行有效监督；亲友协助患者进行运动，定能事半功倍；亲友熟知糖尿病知识，患者用药定可万无一失。此外，亲友对于患者完成自我保健计划也能起到一定的协助作用。

举个例子，假如某人得了糖尿病，医生建议他节制饮食，可是生活中时常接触的朋友总是大碗喝酒、大块吃肉，那么他能熬得下去吗？运动方面，如果最亲近的家人惰于运动，患者如何从身边的人那里获得积极有益的影响？用药以及自我保健方面，情况也是大同小异。所谓“近朱者赤，近墨者黑”，说的就是这个道理。

正因为如此，诸如糖尿病协会等相关公益性组织应运而生，糖尿病患者及其家属汇聚一堂，交流心得、相互鼓励，改变不良习惯，做好相互监督，意义就非比寻常了。实际生活中，患者很多排斥的心理，都是在与亲友或者在参与某个组织中通过交流与沟通中而化为乌有的。

糖友如是说▼

有一个活动叫“8760”，欢迎糖尿病患者的亲属们、亲友们、伙伴们走到一起，互相出谋划策，帮助患者改变不良习惯。督促患者主动改变陋习，我们算其中力量之一。

三、病情监测需要亲友的协助

针对糖尿病患者的病情监测，亲友的作用主要体现在协助患者完成血糖、血压的测量和记录，以及督促患者定期复诊，发现病情异常及时送其就医两个大的方面。

血糖、血压检测是糖尿病患者每日必备功课，从中可以得知病情的现状，并通过过往的记录了解病情的发展。亲友不仅可以为患者分担杂务，而且能够帮助患者增强面对病情的信心，以及提升患者坚持治疗的动力。此外，在亲友的监督下，患者往往能够更加积极主动地定期复诊，在患者遗忘的情况下，亲友也便于提醒。另外，对于少数病情不稳定的患者来说，血糖的波动无疑是一颗定时炸弹，不知何时何地就会爆发，此时亲友在场，才能在第一时间将患者送医就诊，关键时刻甚至能挽救患者的宝贵生命。

总之，亲友就像糖尿病患者的一道屏障，就像遏制病魔的一堵围墙，就是让患者摆脱疾病、走向健康的幕后英雄。

-3-

糖尿病——国际国内共同的话题

糖尿病绝非中国独有，欧美等发达国家的糖尿病发病率同样居高不下。根据国际糖尿病联盟的相关统计，20世纪80年代中期，全球糖尿病患者总数在3000万左右。到了90年代中期，仅仅十年时间便增长4倍，达到了1.2亿。截至2011年，这个数字已经达到了触目惊心的3.6亿！国际糖尿病联合会呼吁，如果不能采取有效措施加以遏制，这一数字还会呈现直线增长的态势，未来十年会有更多的人群迈入糖尿病的行列。

糖尿病正在全球范围内肆虐。糖尿病及其并发症已成为21世纪全球重大的公共卫生问题，与心血管疾病、肿瘤、慢性呼吸道疾病相提并论，并称“四大非传染性疾病”，很多专家也称之为“四大高死亡率疾病”。正是在这种情况下，一系列关于糖尿病及其防治的组织应时而生，其中又数国际糖尿病联合会最具世界性。

国际糖尿病联合会（英文简称IDF）于1949年6月在比利时布鲁塞尔成立，目的是为了组织和指导各会员组织开展对糖尿病的防治研究及教育工作，传播有关糖尿病的有用和正确信息，采取行动改进糖尿病患者的物质和社会经济福利。国际糖尿病联合会在全世界150个国家拥有190个成员协会，代表糖尿病患者及其家庭，以及为患者服务的保健人员。它以“促进糖尿病的护理、预防和治愈”作为自己的使命，并通过对糖尿病患者和医疗专业人士的教育、开展提高公众认识的宣传运动以及促进糖尿病知识的自由交流等方式达成自己的使命。

为了推动使命的实现，1991年，世界卫生组织和国际糖尿病联合会共同发起成立了“世界糖尿病日”，日期为每年的11月14日。1921年，两位来自加拿大的生理学家班廷和贝斯特共同研究发现，胰岛素在治疗糖尿病方面具有不可替代的作用，为糖尿病患者带来了福音。为了纪念他们的巨大贡献，世界卫生组织和国际糖尿病联合会于是把班廷的生日11月14日命名为“世界糖尿病日”。2006年年底，联合国通过决议，决定从2007年起将“世界糖尿病日”更名为“联合国糖尿病日”，纪念日保持11月14日不变。联合国要求所有会员国、联合国各相关组织及其他国际组织和民间团体，以适当方式开展“联合国糖尿病日”活动。联合国之所以如此重视，是想引起全世界人民对糖尿病的重视，尤其是对糖尿病患者的关注，同时提醒人们注意健康问题，减少全球范围内糖尿病的发病率。

每年的“联合国糖尿病日”都有一个年度主题——

1992年：一个与所有国家所有人有关的健康问题

1993年：糖尿病儿童与成长

1994年：糖尿病与老年

1995年：糖尿病和教育，降低无知的代价

1996年：胰岛素与生命

1997年：全球的觉醒——改善生命的关键

1998年：糖尿病患者的权利

1999年：糖尿病的代价

2000年：新千年糖尿病和生活方式

2001年：糖尿病心血管疾病与社会负担

2002年：糖尿病与您的眼睛——不可忽视的危险因素

2003年：糖尿病损害肾脏

2004年：糖尿病与肥胖

2005年：糖尿病与足部护理

2006年：糖尿病与脆弱人群

2007年：关心儿童和青少年糖尿病

2008年：青少年儿童的糖尿病

2009年：糖尿病预防与教育

2010年：糖尿病教育与预防

2011年：应对糖尿病，立即行动

2012年：糖尿病，保护我们的未来

2013年：糖尿病教育与预防

2014年：健康饮食与糖尿病

纵观2009年、2010年和2013年的主题，可以发现教育、预防是用得最频繁的关键词，可见大家已经对糖尿病的预防工作相当重视，从中也能发现整个世界对糖尿病危机感是越来越强。其中，2012年的主题最令人警醒：糖尿病，保护我们的未来！从这句话我们可以体会到，做好糖尿病的防治工作，就是在保护我们的未来，拯救我们的未来。当前，全世界糖尿病预防工作做得最好的国家是芬兰。芬兰专家在调查研究的基础上，制定了糖尿病预防国家计划，从国家层面指导全国的糖尿病预防工作，并出版了一本很厚的预防计划书。

有观点说，如果我国不能做好糖尿病的防治工作，可能会回到“东亚病夫”时代。该观点认为，如果我国任由糖尿病患者急剧增长，未来国家将拿出大量的资金和资源投入到糖尿病等慢性病的治疗上去，会严重限制其他领域的投资。那么，我们几代人努力奋斗取得的经济成果仅仅是换回一群“药瓶子”“药罐子”，以及毫无战斗力可言的年轻一代。一位专家甚至忧心忡忡地说，如果有一天国家发生战事，难道要一群带着胰岛素的人去打仗吗？可见，糖尿病已不仅是个人健康的问题，而且是关系整个民族未来的问题。

专家观点▼

现在预防糖尿病，不是在医治我们这一代人，而是在拯救我们的未来。

持有这一观点的何止是中国人，美国专家同样为此忧心忡忡。美国耶鲁大学有位教授曾向美国国务院、国会提交一份报告，报告中提出了同样的看法。他根据一份统计数据说明，如果现在糖尿病不能得到很好的防治或者控制，到2045年，美国人口中将有一半属于糖尿病患者，如此一来，即便再强大的国家也无须别人对付，它自己就垮了。

中国政府对糖尿病的防治给予了高度重视，以下是部分重大事件：

1985年，中华医学会内分泌学分会糖尿病学组成立并加入国际糖尿病联合会；

1991年，中华医学会糖尿病学分会（CDS）成立，标志我国的糖尿病防治工作进入新的阶段；

1993年，《中国糖尿病杂志》创刊；

1995年，卫生部组织专家制定了《1996—2000年国家糖尿病防治规划纲要》，并于1996年和2002年两次组织了关于我国糖尿病流行情况的调查，大大推动了我国的糖尿病防治工作。

此外，中华医学会糖尿病学分会从1987年开始，不遗余力地推动国际交流活动，在国内外取得了良好的社会影响。当前，制定诸如芬兰的糖尿病预防国家计划也已提上议事日程，有望在不久的将来面世，从战略层面指导我国的糖尿病防治工作。

-4-

群众组织——糖尿病患者共同的家

在政府从战略高度不断推进糖尿病防治的同时，民间关于糖尿病的群众组织也如火如荼地发展起来了。与政府组织立足于整体规划和宏观指导不同，群众组织则更多地关注个体患者，让他们从中找到温暖、收获关注、奉献爱心，所谓“我为人人，人人为我”，就是对群众组织以及组织中的糖尿病患者最好的诠释。

关于糖尿病的防治，不论是“五驾马车”还是“七驾马车”，是“六位一体”还是“三部曲”，仅有诊断和治疗由医生主导并掌握，其他部分或环节则是患者自己的“本职工作”，患者必须进行自我管理，在亲友的协助下凭借自身的努力，才能掌控病情。对于广大糖尿病患者而言，家人、亲戚、朋友不乏参与其中的，但是真正能与之产生深度交集的，则是常为人们忽视的另一个人群：糖友。

说是因为身患糖尿病而同病相怜也好，说是因为目标一致而同仇敌忾也罢，总之糖友们有着一样的境遇，承受着同样的压力，面对着相似的敌人，他们才是世界上最亲、最近的人。当糖友们抱着志同道合的心理走到一起，互相支持，互相关爱，互相沟通，互相交流，在大大提升自我管理效果的同时，成立一个属于他们自己的组织便成了水到渠成的事。

对于家住北京回龙观的叶家兄弟来说，双双患上糖尿病实在是不幸的，庆幸的是，他们机缘巧合之下加入了一个糖尿病组织，由此改变了他们的命运。

他们加入的是北京糖尿病协会。在加入之前，他们对于糖尿病一知半解，除了谨遵医嘱，其他方面都是浑浑噩噩。直到有一次别人推荐他们入会，他们才抱着聊胜于无的心态去了。本来，他们只是计划听听课，看看宣传资料什么的，猜测或许会有人趁机推销药品。他们心想，反正就是去看看，大不了“咬定青山不放松”，坚决不买药呗，如此也没啥损失。结果去了之后，所见所闻与他们之前设想的有天壤之别。该协会推出的各种课程，关于糖尿病的基础知识，关于糖尿病的潜在危害，关于并发症的潜藏危机，如此等等，让他们深刻地意识到自己对于糖尿病的盲区实在不是一丁半点儿，自己的无知和愚昧简直到了触目惊心的程度。

参加几次聚会之后，他们有醍醐灌顶之感，对于糖尿病的防治有了体悟。此后，他们再接再厉，不仅双双正式成了协会中的一员，而且通过他们自己的热忱，致力于帮助更多的糖友参与进来、融入进来，逐渐他们也成了组织者，为更多糖友带去了知识、温暖和帮助。在这一过程中，为了真正融入协会，与更多的糖友打成一片，他们自发组成亲友团，为糖友们唱过歌曲，说过快板，讲过笑话，演过相声，甚至编排了一段叫“诗歌连场”的小节目，深得糖友们的欢迎，通过这种寓教于乐的方式将糖尿病的相关知识传递给大家。

常言道，久病成医。耳濡目染之下更易成医生，最后他们差不多成了半个糖尿病专家。

糖友如是说（唱）▼

亲爱的糖友们，今天来相会，互相切磋，怎么办呢？赶起“五驾马车”，学习专业知识，科学来搭配，这儿有检测。管住嘴，迈开腿，监测常比对……

像叶家兄弟这般从懵懂走向清醒、由无知走向智慧的糖友比比皆是。其实他们仅仅需要一个参与的机会，一个引荐的病友，一次体会的感触，便能充分认识到自身在防治糖尿病方面的缺失、短板或者错误，而后不仅能促进自我管理的提升，更能如叶家兄弟一样为更多的糖友提供帮助。如此一助十，十助百，形成良性循环的帮带模式，就会有更多的糖友收益，整个社会都会给予糖尿病患者更多的理解与支持，那么将防治糖尿病的国家战略落到实处，便是指日可待之事。

在国外，类似的群众组织同样举目皆是，组织中开展的活动也是大同小异。不过，也有一些做法与国内有所不同，同时也值得借鉴。以美国为例，国家、社会大力鼓励年轻学生参与各种糖尿病组织的活动，他们大多还是在校学生，本身并非糖尿病患者。这些年轻人以之作为社会活动的一部分，或者以义工的名义参与，对糖尿病患者进行宣传教育活动。

在此过程中，年轻人自己也得到了教育，逐步了解和收获了糖尿病防治的相关知识，有助于他们在生活的点点滴滴中注意预防糖尿病。很多原本嗜好碳酸饮料和快餐食品的年轻人，就此自觉地把它们都给“戒”了，可见效果之好。

总之，遍布于民间的群众组织，看似无足轻重，实则在糖尿病的防治工作中发挥着重要作用，实际上它们还可以发挥更大的积极作用。对于每一位糖尿病患者来说，走出家门，参与进来，就如同走入另一个家，在这个新家里，有更多的亲人、更好的朋友，还有更加富有智慧的老师——糖友与糖友之间，本就可以互为老师，互相教育、互相督促、互相帮助，从而共同进步，共御病魔。

专家观点

我们在做糖尿病健康知识传播时，要以传教士的心态去干。愿意听我讲的我要讲，不愿意听我讲的也要讲；听得进去我要讲，听不进去我也要讲。我要慢慢影响你，影响了一个，说大点是为国家做了点贡献，说小点至少是帮了一个家庭。

最后，谨以诸位专家、糖友的心声作结：

远离并发症，从我做起，坚持不懈。

发挥亲友的作用，让他们真正地迈开腿、科学地管住嘴。

中西合璧，为我所用。

抗糖路上，有你有我，战胜糖尿病，远离并发症。

健康的身体必须先有健康的知识。

战胜糖尿病，你是医生，我也是医生！

常见食物的血糖生成指数

血糖生成指数又称“升糖指数”或“升糖值”，简称GI，它被用来衡量食物中碳水化合物对血糖浓度的影响。通俗地来说，血糖生成指数就是食物吃了之后对血糖的影响比值，比值越大，对血糖的影响就越大，血糖生成指数就越高。

高GI的食物，进入胃肠后消化快、吸收率高，葡萄糖释放快，葡萄糖进入血液后峰值高，也就是血糖升得高；

低GI食物，在胃肠中停留时间长，吸收率低，葡萄糖释放缓慢，葡萄糖进入血液后的峰值低、下降速度也慢，简单地说就是血糖会比较低。

因此，用食物血糖生成指数合理安排膳食，对于调节和控制人体血糖大有好处。一般来说，只要一半的食物从高血糖生成指数替换成低血糖生成指数，就能获得显著改善血糖的效果。

当血糖生成指数在55以下时，可认为该食物为低GI食物；

当血糖生成指数在55 - 75之间时，该食物为中等GI食物；

当血糖生成指数在75以上时，该食物为高GI食物。

食物名称	血糖生成指数
糖类	
1.葡萄糖	100.1
2.绵白糖	83.8
3.蔗糖	65
4.果糖	23
5.乳糖	46
6.麦芽糖	105
7.蜂蜜	73
8.胶质软糖	80
9.巧克力	49
谷类杂粮及制品	
10.小麦/整粒煮	41
11.粗麦粉/蒸	65
12.面条/一般小麦面条	81.6
13.面条/强化蛋白质的意大利式细面条	27
14.面条/意大利式全麦粉细面条	37
15.面条/白的意大利式细面条，煮	41
16.面条/意大利式硬质小麦细面条，煮	55
17.通心面/实心，细	35
18.通心面/管状，粗	45
19.面条/小麦粉，硬，扁粗	46
20.面条/小麦粉，加鸡蛋，扁硬	49

续表

食物名称	血糖生成指数
21.挂面/硬质小麦粉，扁细	55
22.馒头/富强粉	88.1
23.烙饼	79.6
24.油条	74.9
25.大米粥	69.4
26.大米饭	83.2
27.黏米饭/含直链淀粉高，煮	50
28.黏米饭/含直链淀粉低，煮	88
29.糙米饭/煮	87
30.稻麸	19
31.糯米饭	87
32.大米糯米粥	65.3
33.黑米饭	55
34.黑米粥	42.3
35.大麦/整粒，煮	25
36 大麦粉/煮	66
37.黑麦/整粒，煮	34
38.玉米/甜，煮	55
39.玉米面/粗磨，煮	68
40.玉米面粥	51
41.玉米糁粥	51.8
42.玉米片	78.5

续表

食物名称	血糖生成指数
43.玉米片/高纤维	74
44.小米饭/煮	71
45.小米粥	61.5
46.荞麦/煮	54
47.荞麦面条	59.3
48.荞麦面馒头	66.7
49.燕麦麸	55
薯类、淀粉及制品	
50.马铃薯/鲜	62
51.马铃薯/煮	66.4
52.马铃薯/用微波炉烤	82
53.马铃薯/烧烤，无油脂	85
54.马铃薯泥	73
55.马铃薯粉条	13.6
56.红薯/煮	76.7
57.藕粉	32.6
58.苕粉	34.5
59.粉丝汤	31.6
豆类及制品	
60.大豆/浸泡，煮	18
61.大豆/罐头	14
62.大豆挂面	66.6

续表

食物名称	血糖生成指数
63.豆腐/鲜，炖	31.9
64.豆腐/冻	22.3
65.豆腐干	23.7
66.绿豆	27.2
67.绿豆挂面	33.4
68.蚕豆/五香	16.9
69.扁豆	38
70.扁豆/红，小	26
71.扁豆/绿，小	30
72.利马豆/棉豆	31
73.利马豆/加5克蔗糖	30
74.利马豆/加10克蔗糖	31
75.鹰嘴豆	33
76.青刀豆	39
77.青刀豆/罐头	45
78.黑眼豆	42
79.四季豆	64
80.四季豆/高压处理	34
蔬菜类	
81.甜菜	64
82.胡萝卜	71
83.南瓜	75

续表

食物名称	血糖生成指数
84.山药	51
85.雪魔芋	17
86.芋头	47.7
水果类及制品	
87.苹果	36
88.梨	36
89.桃	28
90.桃/罐头，含果汁	30
91.桃/罐头，含糖浓度低	52
92.桃/罐头，含糖浓度高	58
93.杏干	31
94.杏/罐头，含淡味果汁	64
95.李子	24
96.樱桃	22
97.葡萄	43
98.葡萄干	64
99.葡萄/淡黄色，小，无核	56
100.猕猴桃	52
101.柑橘	43
102.柚	25
103.巴婆果	58
104.菠萝	66

续表

食物名称	血糖生成指数
105.芒果	55
106.芭蕉	53
107.香蕉/熟	52
108.香蕉/生	30
109.西瓜	72
坚果类	
110.花生	14
乳及乳制品	
111.牛奶	27.6
112.牛奶/加糖和巧克力	34
113.牛奶/加人工甜味剂和巧克力	24
114.全脂牛奶	27
115.脱脂牛奶	32
116.低脂奶粉	11.9
117.降糖奶粉	26
118.老年奶粉	41
119.加糖奶粉	47.6
120.酸奶/加糖	48
121.酸乳酪/普通	36
122.酸乳酪/低脂，加水果和糖	33
123.酸乳酪/低脂，加人工甜味剂	14

续表

食物名称	血糖生成指数
速食食品	
124.大米饭/即食，煮1分钟	46
125.大米饭/即食，煮6分钟	87
126.小麦片	69
127.桂格燕麦片	83
128.荞麦方便面	53.2
129.即食羹	69.4
130.营养饼	65.7
131.全麦维/家乐氏	42
132.可可米/家乐氏	77
133.卜卜米/家乐氏	88
134.比萨饼/含乳酪	60
135.汉堡包	61
136.白面包	87.9
137.面包/全麦粉	69
138.面包/粗面粉	64
139.面包/黑麦粉	65
140.面包/小麦粉，高纤维	68
141.面包/小麦粉，去面筋	70
142.面包/小麦粉，含水果干	47
143.面包/50%～80%碎小麦粒	52
144.面包/75%～80%大麦粒	34

续表

食物名称	血糖生成指数
145.面包/50%大麦粒	46
146.面包/80%～100%大麦粉	66
147.面包/黑麦粒	50
148.面包/45%～50%燕麦麸	47
149.面包/80%燕麦粒	65
150.面包/混合谷物	45
151.新月形面包	67
152.棍子面包	90
153.燕麦粗粉饼干	55
154.油酥脆饼干	64
155.高纤维黑麦薄脆饼干	65
156.竹芋粉饼干	66
157.小麦饼干	70
158.苏打饼干	72
159.米饼	82
160.华夫饼干	76
161.香草华大饼干	77
162.膨化薄脆饼干	81
163.达能闲趣饼干	47.1
164.达能牛奶香脆	39.3
165.酥皮糕点	59
166.马铃薯片/油炸	60.3

续表

食物名称	血糖生成指数
167.爆玉米花	55
饮料类	
168.苹果汁	41
169.水蜜桃汁	32.7
170.巴梨汁/罐头	44
171.菠萝汁/不加糖	46
172.柚子果汁/不加糖	48
173.橘子汁	57
174.可乐饮料	40.3
175.芬达软饮料	68
176.冰淇淋	61
177.冰淇淋/低脂	50
混合膳食及其他	
178.馒头+芹菜炒鸡蛋	48.6
179.馒头+酱牛肉	49.4
180.馒头+黄油	68
181.饼+鸡蛋炒木耳	48.4
182.饺子/三鲜	28
183.包子/芹菜猪肉	39.1
184.肉馅混沌	39
185.牛肉面	88.6
186.米饭+鱼	37

续表

食物名称	血糖生成指数
187.米饭+芹菜+猪肉	57.1
188.米饭+蒜苗	57.9
189.米饭+蒜苗+鸡蛋	68
190.米饭+猪肉	73.3
191.玉米面加入人造黄油/煮	69
192.猪肉炖粉条	16.7
193.西红柿汤	38
194.二合面窝头/玉米面+面粉	64.9
195.牛奶蛋糊/牛奶+淀粉+糖	43
196.黑五类粥（黑木耳、黑芝麻、黑豆、黑米、黑枣）	57.9